Psychologische Erste Hilfe

Fortschritte der Psychotherapie
Band 51
Psychologische Erste Hilfe
von PD Dr. Christoph Kröger

Psychologische Erste Hilfe

von Christoph Kröger

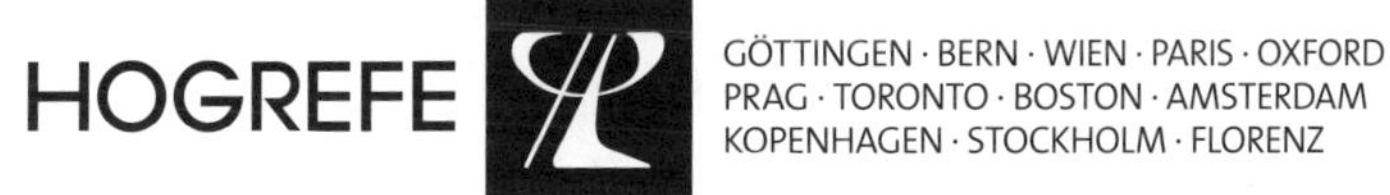

PD Dr. Christoph Kröger, geb. 1970. Psychologischer Psychotherapeut mit Schwerpunkt in kognitiver Verhaltenstherapie, Supervisor für Kinder-, Jugendlichen- und Erwachsenen-Psychotherapie. Leiter der Hochschul- und Ausbildungsambulanz der TU Braunschweig, Abteilung für Klinische Psychologie, Psychotherapie, Diagnostik sowie Beauftragter der Psychotherapeutenkammer Niedersachsen für den Bereich der Psychosozialen Notfallversorgung.

Bibliografische Information der Deutschen Nationalbibliothek

Die Deutsche Nationalbibliothek verzeichnet diese Publikation in der Deutschen Nationalbibliografie; detaillierte bibliografische Daten sind im Internet über http://dnb.dnb.de abrufbar.

Göttingen · Bern · Wien · Paris · Oxford · Prag · Toronto · Boston
Amsterdam · Kopenhagen · Stockholm · Florenz
Merkelstraße 3, 37085 Göttingen

http://www.hogrefe.de
Aktuelle Informationen · Weitere Titel zum Thema · Ergänzende Materialien

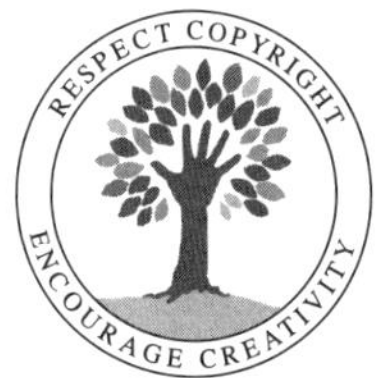

Satz: ARThür Grafik-Design & Kunst, Weimar
Druck: AZ Druck und Datentechnik, Kempten
Printed in Germany
Auf säurefreiem Papier gedruckt

ISBN 978-3-8017-2286-9

Inhaltsverzeichnis

Einleitung

Das öffentliche Bewusstsein für die Sorge um Opfer, Überlebende, Angehörige, Hinterbliebene, Zeugen und Vermissende ist in Deutschland mit Ereignissen wie dem Flugzeugunglück in Ramstein, dem Zugunglück in Eschede und dem sog. Amoklauf in Erfurt gewachsen. Inzwischen wird es als selbstverständlich erachtet, dass nicht nur eine medizinische, sondern auch eine psychosoziale Unterstützung nach Ereignissen, bei denen Menschen zu Tode gekommen oder schwer verletzt worden sind, kurzfristig gewährleistet ist.

Während noch vor einem Jahrzehnt der Mythos vom „harten Mann“ unumstößlich galt, wird heute auch akzeptiert, dass Einsatzkräfte des Rettungswesens, der Feuerwehren, des Technischen Hilfswerkes, der Polizei und Bundeswehr Hilfsangebote zur psychosozialen Unterstützung brauchen. Die Medien berichten regelmäßig, dass Betroffene im direkten Anschluss, aber möglicherweise auch noch Tage und Wochen nach einem Ereignis unterstützt werden.

Allerdings existieren für die Anbieter psychosozialer Unterstützung nach solchen Ereignissen keine einheitlichen Standards für die Aus- und Fortbildung. Nach den terroristischen Anschlägen vom 11. September 2001 und der Naturkatastrophe in New Orleans am 29. August 2005 haben internationale Experten in einem Konsensprozess das Wissen zur ersten Phase nach einem potenziell traumatischen Ereignis in Form eines Manuals zusammengetragen (NCTSN/NCPTSD, 2006). Dabei wurde großer Wert darauf gelegt, dass die Interventionen an bekannten Risikofaktoren für die Entwicklung psychischer Beeinträchtigungen ansetzen und unter Bedingungen einer Schadens- oder Gefahrenlage bzw. eines Katastrophenzustands durchzuführen sind. Durch Trainings in Veranstaltungen und Internetforen wird dieses Manual der Psychologischen Ersten Hilfe (PEH) inzwischen international verbreitet und unterliegt einem hohen Qualitätsstandard (u. a. Wissensabfrage, Lizensierung).

Beispiel: Hurrikan Katrina

Am 29. August 2005 erreichte der Hurrikan Katrina die Küste von Louisiana, Mississippi und Alabama. Über 1.800 Menschen starben während des Sturms oder an seinen Folgen, ca. 3.200 Personen werden immer noch vermisst. Die Versorgung mit Nahrungsmitteln, Trinkwasser, Strom und Unterkünften war für die Mehrheit der Opfer anschließend über Tage nicht gewährleistet. Aufgrund von Plünderungen und Gewalt (bis hin zu Mord) wurde in der Stadt New Orleans das Kriegsrecht ausgerufen. Die bisher größte Naturkatastrophe in den USA richtete größere wirtschaftliche Schäden an als die terroristischen Anschläge am 11. September 2001.

Die genannten Anschläge und die Naturkatastrophe waren auch Anlass für die epidemiologische Forschung, stärker die kurz-, mittel- und langfristigen Auswirkungen auf die Allgemeinbevölkerung und spezifische Gruppen zu untersuchen. Während anfangs nur die Posttraumatische Belastungsstörung (PTBS) im Fokus des Interesses stand, ist inzwischen deutlich geworden, dass sich depressive Störungen und substanzbezogene Störungen ebenfalls nach traumatischen Ereignissen gehäuft entwickeln. Entgegen vielfach geäußerter Erwartungen erholt sich die Mehrheit der Bevölkerung kurz- bzw. mittelfristig. Belastete Personen nehmen aber nicht unbedingt psychosoziale Hilfsangebote in Anspruch, so dass sich eine psychische Störung mit Krankheitswert entwickeln und diese chronifizieren kann.

Die Folgen von Hurrikan Katrina:

Am Beispiel des Hurrikan Katrina lassen sich auch die psychischen Folgen für die Bevölkerung aufzeigen. In einer Internetumfrage gaben knapp 20% der befragten Einwohner 6 Monate nach der Naturkatastrophe Symptome an, die auf eine PTBS hinwiesen (de Salvo et al., 2007). Das langfristige psychosoziale Ausmaß des Hurrikans Katrina zeigte sich in einer Telefonbefragung von ehemaligen Einwohnern (Galea et al., 2007): Knapp 50% gaben 30 Monate nach der Katastrophe eine Symptombelastung innerhalb der letzten 30 Tage an, die dem Ausmaß der einer Angst- oder depressiven Störung entspricht. Eine PTBS wiesen wahrscheinlich ca. 30% der Befragten auf. Entgegen den Erwartungen berichteten psychisch belastete Personen nach dem Hurrikan Katrina von weniger Suizidgedanken, plänen und -versuchen als vor dem Ereignis (Kessler, Galea, Jones & Parker, 2006). Mangels Angeboten und Möglichkeiten der Weiterversorgung nahmen nur 20 bis 30% der Beeinträchtigten auch Einrichtungen des Gesundheitsdienstes bzw. Behandlungen in Anspruch (de Salvo et al., 2007; Wang et al., 2008).

Basierend auf epidemiologischen Befunden möchte der vorliegende Band verdeutlichen, dass eine psychosoziale Unterstützung nicht nach wenigen Tagen nach einem traumatischen Ereignis beendet werden sollte. Um den unterschiedlichen Bedürfnissen der Allgemeinbevölkerung und spezifischen Risikogruppen (z.B. Kinder und Jugendliche oder Menschen mit geistiger Behinderung) gerecht zu werden, wird ein gestuftes diagnostisches Vorgehen und ein Versorgungsmodell vorgestellt. Beide streben durch eine interdisziplinäre und organisationsübergreifende Zusammenarbeit an, gezielt und systematisch psychosoziale Maßnahmen anzubieten. Die vorgestellten Interventionen folgen dem Konzept der Psychologischen Ersten Hilfe (NCTSN/NCPTSD, 2006) und wurden für den deutschsprachigen Raum adaptiert und ergänzt. Sie sprechen in erster Linie psychosoziale Helfer im Einsatzgeschehen an (z. B. Notfallseelsorger und -psychologen, Kriseninterventionsteams, psychosozial geschulte Einsatzkräfte). Allerdings können auch während des Verlaufs einer Beratung oder Psychotherapie Ereignisse auftreten, die beschriebene Interventionen (z. B. Stabilisierung nach einem traumatischen Ereignis, Umgang mit akuter Trauer, Überbringung einer Todesnachricht) notwendig machen. Im Gegensatz zu dem in dieser Reihe erschienenen Band zur Anpassungsstörung und akuten Belastungsreaktion (Bengel & Hubert, 2010) werden also Interventionen vorgestellt, die unmittelbar nach einem traumatischen Ereignis noch am Einsatzort und damit nicht störungsspezifisch, aber berufsübergreifend angewendet werden können.

Dieses Buch wäre ohne die Unterstützung von zahlreichen Kolleginnen und Kollegen nicht zu Stande gekommen. Danken möchte ich Frau Dipl.-Psych. Anja Söchtig und Herrn Dipl.-Psych. Sören Kliem für die Hilfe bei den Literaturrecherchen. Frau Dr. Kristina Schütz und Frau Dipl.-Psych. Anika Huse haben mir Anregungen zur sprachlichen Gestaltung gegeben und (immer wieder) Manuskriptteile korrigiert. Ferner danke ich Frau Dr. Patricia Watson, National Center for Posttraumatic Stress Disorder, für ihre Unterstützung. Wertvolle Hinweise für den Umgang mit Menschen mit geistiger Behinderung habe ich von Frau Dipl.-Psych. Frauke Werther, Beauftragte der Psychotherapeutenkammer Niedersachsen für Menschen mit geistiger Behinderung, und Herrn Dipl.-Rel. Harald Bussenius, Psychotherapeutische Praxis Braunschweig, erhalten. Fragen zu religiösen Besonderheiten habe ich mit Frau Dipl.-Psych. Özlem Deutsch, Psychotherapeutische Praxis Darmstadt, Frau Lamya Kaddor, islamische Religionspädagogin in Duisburg, Herrn Pfarrer Justus Fiedler, Beauftragter der Evangelischen Kirche Berlin-Brandenburg-schlesische Oberlausitz für Notfallseelsorge im Land Berlin, und Herrn Michael Rubinstein, Geschäftsführer der jüdischen Gemeinde Duisburg, besprochen. Ihnen sei mein herzlicher Dank ausgesprochen. Zuletzt danke ich Herrn Dr. Lothar Wittmann, ehemaliger Präsident der Psychotherapeutenkammer Niedersachsen, und Herrn Pfarrer Frank Waterstraat, Polizeiseelsorge Niedersachsen, für wertvolle Diskussionen.

1 Beschreibung

1.1 Definition und Klassifikation von traumatischen Ereignissen

Definition laut DSM-IV-TR

Ein traumatisches Ereignis wird laut Diagnostic and Statistical Manual of Mental Disorders (Diagnostisches und Statistisches Manual Psychischer Störungen; DSM-IV-TR; APA, 2003) durch zwei Merkmale charakterisiert: (1) Die Person erlebt oder beobachtet, dass die eigene Person oder andere durch tatsächlichen oder drohenden Tod oder durch eine ernsthafte Verletzung oder Gefahr der körperlichen Unversehrtheit bedroht sind. (2) Die Reaktion der Person umfasst intensive Furcht, Hilflosigkeit oder Entsetzen. In dieser Definition werden die Bedrohung der psychischen Unversehrtheit (u. a. durch Demütigungen, Erniedrigungen) und andere Reaktionen (z. B. Scham und Ekel) vernachlässigt.

Definition laut ICD-10

In der International Classification of Diseases (ICD-10; WHO, 2000) wird hingegen von einem belastenden Ereignis oder einer Situation außergewöhnlicher Bedrohung oder katastrophalen Ausmaßes (kurz- oder langanhaltend) ausgegangen, das bei fast jedem eine tiefe Verzweiflung hervorrufen würde. Diese Definition lässt großen Spielraum, welche Ereignisklasse als traumatisch im Kontext der Gesellschaft bzw. der Bezugsgruppe bewertet werden muss (z. B. Arbeitsplatzverlust, Scheidung, Mitteilung einer tödlich verlaufenden Erkrankung). Außerdem gibt dieses Klassifikationssystem nur Verzweiflung als subjektive Reaktion an, wobei kein Anhaltspunkt für eine Quantifizierung besteht.

Definition Typ-I und Typ-II-Trauma

In der psychotraumatologischen Forschung wird zwischen kurz andauernden Einzelereignissen (Typ-I-Trauma) und einer Serie von Einzelereignissen bzw. lang andauernden Ereignissen (Typ-II-Trauma) unterschieden (Terr, 1991). Außerdem lassen sich Arten von Ereignissen differenzieren: durch die Natur und Technik (z. B. Erdbeben, Flugzeugabsturz) verursachte Ereignisse gelten als weniger pathogen wirkend als durch Menschen beabsichtigte Ereignisse (z. B. Vergewaltigung, terroristischer Anschlag). Traumatische Ereignisse sind von kritischen Lebensereignissen (z. B. Scheidung, Mobbing am Arbeitsplatz, Enthüllung einer außerpartnerschaftlichen Beziehung) abzugrenzen, die zwar belastend und lebensverändernd sein können, nicht aber lebensbedrohlich wirken und entsprechende Reaktionen hervorrufen.

Wenn zahlreiche Menschen durch ein Ereignis betroffen sind, wird von einer komplexen Schadens- bzw. Gefahrenlage (z.B. Massenkarambolage auf der Autobahn, Amoklauf in einer Schule) oder sogar vom Katastrophenzustand (z.B. Seebeben, Überflutung eines Stadtgebietes) gesprochen. Im Gegensatz zu den Einzelereignissen sind diese Ereignisse dadurch gekennzeichnet, dass die übliche medizinische und psychosoziale Notfall- und Regelversorgung nicht ausreicht, um das Aufkommen von Patienten und Betroffenen (Opfer, Überlebende, Angehörige, Hinterbliebene, Zeugen und Vermissende) zu bewältigen. Daher erfolgt die Hilfe nur mit erheblichen Einschränkungen und Verspätungen. Einige Besonderheiten der Notfallversorgung bei komplexen Schadens- bzw. Gefahrenlagen bzw. im Katastrophenzustand führen bei Patienten und Betroffenen häufig zu einer zusätzlichen Belastung. Sie sollten daher den Betroffenen mitgeteilt bzw. erklärt werden.

Komplexe Schadens- bzw. Gefahrenlage

Merke:

Bei einem Massenanfall von Verletzten (MANV) wird die notfallmedizinische Behandlung priorisiert; die vital bedrohten und schwer verletzten Opfer mit Überlebensmöglichkeit werden zuerst medizinisch versorgt und abtransportiert. Bei nicht oder leicht verletzten Personen kann sich daher die Dauer der Evakuierung verlängern bzw. die Betreuung verzögern. Weitere Informationen zur Katastrophenmedizin finden sich in einem regelmäßig aktualisierten Leitfaden (Schutzkommission, 2010). Bei polizeilichen Lagen (z.B. nach Amoklauf, terroristischen Anschlägen) ist damit zu rechnen, dass Betroffene mit maskierten Personen und Schusswaffen konfrontiert werden. Ungewöhnliche Reize sind aber auch bei zivilen Lagen zu erwarten (z.B. Geruch von verbrannter Haut, Hubschrauberlärm, zerberstendes Metall). Derartige Stimuli sind gewöhnlicher Weise mit Gefahr assoziiert und lösen Angst aus. Zwar werden Betroffene häufig aus der Gefahrenzone des Einsatzortes zu Sammelstellen und anschließend zu Betreuungsplätzen gebracht. Diese sind aber vorrangig auf das körperliche Wohl ausgerichtet und werden selten psychosozial eng betreut. Sammelstellen und Betreuungsplätze sind von der Öffentlichkeit abgeschirmt, so dass Angehörige und Freunde keinen Kontakt aufnehmen können. Wenn Betroffene den Einsatzort und die Region ohne Registrierung verlassen, kann eine später einsetzende, bedarfsgerechte Versorgung kaum gewährleistet werden. Diese wird besonders dann erschwert, wenn Betroffene aus verschiedenen Regionen oder Ländern kommen. Ferner können die sonst Sicherheit vermittelnden Einsatzkräfte körperlich sehr beansprucht und selbst psychisch belastet sein, was negative Auswirkungen auf die Kommunikation mit Betroffenen und die Versorgung haben kann.

1.2 Traumatische Lebensereignisse in der Lebensspanne

Für nahe stehende Personen können insbesondere Ereignisse mit Todesfolge traumatisch erlebt werden.

Die Schlagzeilen in den Medien über komplexe Schadens- bzw. Gefahrenlagen und Katastrophen lassen uns manchmal die Ereignisse vergessen, die alltäglich geschehen und eine psychosoziale Unterstützung notwendig machen können. Ein Blick in die amtlichen Statistiken über Todesursachen, Krankenhausdiagnosen und Straßenverkehrsunfälle sowie die polizeiliche Kriminalstatistik zeigt beispielhaft, welche Ereignisse mit Todesfolge oder schwere Verletzungen im Verlauf der Lebensspanne auftreten können. Dabei wird deutlich, dass die Häufigkeit von tödlichen und schweren Verletzungen abhängig von Alter, Geschlecht, Entwicklungsstand und soziokulturellen Risiken ist.

Im ersten Lebensjahr ist weiterhin der plötzliche Kindstod eine der häufigsten Todesursachen (Vennemann, Fischer & Findeisen, 2003). Ein Drittel der Verletzungen mit Todesfolgen sind bei Kindern unter einem Jahr auf Gewalthandlungen zurückzuführen (vgl. Ellsäßer, 2010, für die folgende Zusammenfassung). Ab einem Lebensalter von einem Jahr ist die Sterberate bei Jungen in allen Alterskohorten höher als bei Mädchen. Im Kleinkindalter sind Unfälle mit Todesfolgen (z. B. Stürze, Ertrinken, Ersticken, Hausbrand) die häufigsten Ursachen. Bei Jugendlichen sind Unfälle im Straßenverkehr der häufigste Grund für Tod und Verletzung. Allerdings ist ein Rückgang an Verkehrsunfällen mit Todesfolge und schweren Verletzungen in den Alterskohorten unter 15 Jahren zu verzeichnen. Die zweithäufigste Todesursache sind in der Altersgruppe der 15- bis 20-Jährigen seit Jahren Suizide. Zudem werden insbesondere Jugendliche häufig Opfer von Sexual- und Raubdelikten. Im Erwachsenenalter sind Unfälle im Haushalt und Straßenverkehr sowie tödlich verlaufende Erkrankungen (akuter Myokardinfarkt, Herzinsuffizienz, Schlaganfall) häufige Todesursachen. Im Kontext von psychischen Störungen (u. a. Depression, Substanzabhängigkeit, Persönlichkeitsstörungen) und tödlich verlaufenden, körperlichen Erkrankungen können auch im Erwachsenenalter Suizide und Suizidversuche auftreten.

1.3 Kurzfristige Reaktionen

Keine prognostische Bedeutung unmittelbare Beschwerden

Unmittelbar nach traumatischen Ereignissen kann es bei einer Vielzahl von Menschen zu unspezifischen Beschwerden kommen. Diese Reaktionen können sehr individuell hinsichtlich der Art, Intensität und Stabilität sein. Tabelle 1 fasst mögliche Reaktionen zusammen, die unmittelbar nach dem Ereignis auftreten können. Weder die häufig als negativ bewerteten noch die kurzfristig als konstruktiv geltenden Reaktionen haben eine prognostische Bedeutung für den weiteren Verlauf und die psychische Beeinträchtigung.

Tabelle 1: Mögliche unmittelbare Reaktionen im Anschluss an ein traumatisches Ereignis

Bereich	Häufige Reaktionen	Konstruktive Reaktionen
kognitiv	Verwirrung, Desorientierung, Sorgen, Intrusionen	Entschlossenheit, geschärfte Wahrnehmung, hohe Selbstwirksamkeitserwartung
emotional	Angst, Trauer, Traurigkeit, Ärger	Verbundenheit, Zugehörigkeit, Mitgefühl
interpersonell	Rückzug, Erleben von Entfremdung, aggressives Verhalten	Umsetzen von Instruktionen und Hinweisen, altruistisches Verhalten
physiologisch	Schock, Erschöpfung, Schmerzen, hohe Herzrate und Atemfrequenz	Hohe Aufmerksamkeit und Konzentration

1.4 Häufige psychische Störungen im weiteren Verlauf

Akute Belastungsstörung bzw. Akute Belastungsreaktion. Die Akute Belastungsstörung (ABS) darf laut DSM-IV-TR (APA, 2003) nur im ersten Monat nach dem traumatischen Ereignis diagnostiziert werden. Die Kriterien der Akuten Belastungsreaktion (ABR) in der ICD-10 (WHO, 2000) unterscheiden sich von denen der ABS, insbesondere hinsichtlich der dissoziativen Symptomatik und dem Zeitkriterien. In Tabelle 2 sind daher die Kriterien im Vergleich aufgeführt.

Tabelle 2: Diagnostische Kriterien der Akuten Belastungsstörung laut DSM-IV-TR bzw. Akuten Belastungsreaktion nach ICD-10 (F43.0)

Kriterien	DSM-IV	ICD-10
Trauma	– Ereignis, das schwere körperliche Verletzung, tatsächlichen oder möglichen Tod oder eine Bedrohung der physischen Integrität der eigenen Person oder anderer Personen beinhaltet – Subjektive Reaktion mit intensiver Furcht, Hilflosigkeit oder Entsetzen	Außergewöhnliche seelische oder körperliche Belastung Es gibt zwei Symptomgruppen. Die Akute Belastungsreaktion wird unterteilt in: F43.00 leicht: nur Symptome aus Gruppe 1. F43.01 mittelgradig: Symptome aus Gruppe 1 und zwei Symptome aus Gruppe 2. F43.02 schwer: Symptome aus Gruppe 1 und vier Symptome aus Gruppe 2. *oder* dissoziativer Stupor (F44.2)

Tabelle 2: Fortsetzung

Kriterien	DSM-IV	ICD-10
Sympto-matik	Vorliegen von Symptomen aus den Bereichen: – Dissoziation (mind. 3) – Intrusion (mind. 1) – Vermeidung/emotionale Taubheit – vegetative Übererregung	*Symptomgruppe 1:* Mind. vier von möglichen 22 Symptomen der Generalisierten Angststörung, davon eines der folgenden vegetativen Symptome: 1. Palpitationen, Herzklopfen oder erhöhte Herzfrequenz 2. Schweißausbrüche 3. Fein- oder grobschlägiger Tremor 4. Mundtrockenheit (nicht infolge Medikation oder Exsikkose) *Symptomgruppe 2:* a. Rückzug von erwarteten sozialen Interaktionen b. Einengung der Aufmerksamkeit c. Offensichtliche Desorientierung d. Ärger oder verbale Aggression e. Verzweiflung oder Hoffnungslosigkeit f. Unangemessene oder sinnlose Überaktivität g. Unkontrollierbare oder außergewöhnliche Trauer (zu beurteilen nach den jeweiligen kulturellen Normen)
Beginn der Störung	Innerhalb von 4 Wochen	Innerhalb einer Stunde nach dem Ereignis
Dauer	Mind. 2 Tage, max. 4 Wochen	Klingt innerhalb von 8 Stunden ab, bei bestehender Belastung nach 48 Stunden
Beeinträch-tigung	Klinisch bedeutsame Beeinträchtigung in wichtigen Lebensbereichen oder in der Fähigkeit, wichtige Aufgaben zu verrichten	Keine spezifischen Angaben
Ausschluss-kriterien	Nicht direkte Folge einer Substanz oder medizinischen Faktors, keine Kurze Psychotische Störung, keine Verschlimmerung einer posttraumatischen Belastungsstörung oder einer anderen psychischen Störung oder Persönlichkeitsstörung	Plötzliche Verschlechterung von prätraumatischen, bestehenden Symptomen, keine andere Angststörung, nicht zurückführbar auf körperliche Erkrankungen und psychotrope Substanzen

Keine Pathologisierung!

Die Bezeichnung in der ICD-10 als „Reaktion" und das Abklingen der Symptomatik innerhalb von Stunden bzw. Tagen hebt hervor, dass es sich um eine normale Reaktion auf ein belastendes Ereignis handelt. Zwar sollte gegenüber Patienten und Angehörigen eine derartige entpathologisierende

Sichtweise eingenommen werden, allerdings muss mit Blick auf Kostenträger in der Dokumentation anschaulich verdeutlicht werden, dass es sich um eine krankheitswertige Störung handelt.

Prävalenzraten der ABS

In Abhängigkeit von der Art des traumatischen Ereignisses (z. B. Unfällen im Straßenverkehr, Arbeitsunfällen oder körperlichen Übergriffen) kommt die ABS in unterschiedlicher Häufigkeit vor (Harvey & Bryant, 2002). Beispielsweise erfüllten nach einer Vergewaltigung 94 % der betroffenen Frauen die Symptomatik (ohne Dissoziation; Rothbaum & Davis, 2003). Nach Raub und Überfällen waren es 25 % der Betroffenen (Elklit, 2002), während nach Verkehrsunfällen 13 % die Kriterien erfüllten (Harvey & Bryant, 1998).

ABS als Prädiktor für die Posttraumatische Belastungsstörung

Im Gegensatz zu den unmittelbaren Reaktionen ist die Diagnose einer ABS ein guter Prädiktor für die Entwicklung einer Posttraumatischen Belastungsstörung. In 10 prospektiv angelegten Studien entwickelten im Mittel 75 % der Personen mit ABS eine PTBS; allerdings erfüllten nur 39.5 % mit PTBS vorher eine ABS (Bryant, 2003a). Wenn auch dissoziative Zustände während des traumatischen Ereignisses als Risikofaktor gelten, gibt es inzwischen Hinweise, dass die dissoziative Symptomatik der ABS keine prädiktive Bedeutung hat, wie es bei der Einführung in das Klassifikationssystem 1994 angenommen wurde (Harvey & Bryant, 1999).

Posttraumatische Belastungsstörung. Die Posttraumatische Belastungsstörung (PTBS) steht nach traumatischen Ereignissen im Blickfeld der Öffentlichkeit und der Forschung, obwohl sich auch andere Angststörungen (z. B. Spezifische Phobien, Generalisierte Angststörung) entwickeln können. Beim Vergleich der diagnostischen Kriterien der Klassifikationssysteme in Tabelle 3 fällt auf, dass das DSM-IV-TR die Kriterien konkreter festlegt sowie Vermeidung und emotionale Taubheit hervorhebt; das ICD-10 hingegen das intrusive Wiederleben betont.

Tabelle 3: Diagnostische Kriterien der Posttraumatischen Belastungsstörung laut DSM-IV-TR bzw. ICD-10 (F43.2)

Kriterien	DSM-IV	ICD-10
Trauma	Wie bei der akuten Belastungsstörung	Kurz oder lang anhaltendes Ereignis oder Geschehen von außergewöhnlicher Bedrohung oder mit katastrophalem Ausmaß, das nahezu bei jedem tiefgreifende Verzweiflung auslösen könnte
Symptome	Vorliegen von Symptomen aus den Bereichen: Intrusion (mind. 1) Vermeidung/emotionale Taubheit (mind. 3) vegetative Übererregung (mind. 2)	– Aufdringliche Nachhallerinnerungen (Flash-backs), lebendige Erinnerungen, sich wiederholende Träume – Vermeidung von Umständen, die mit dem Ereignis in Zusammenhang stehen – Entweder teilweise oder vollständige Amnesie – oder anhaltende Symptome einer erhöhten psychischen Sensitivität

Tabelle 3: Fortsetzung

Kriterien	DSM-IV	ICD-10
Beginn der Störung	4 Wochen nach dem traumatischen Ereignis akut = bis 3 Monate, chronisch = ab 3 Monate, verzögerter Beginn = wenn die Symptomatik erst ab 6 Monate nach dem Trauma einsetzt	Innerhalb von 6 Monaten nach dem Trauma, späterer Beginn ist gesondert anzugeben
Dauer	Mind. 4 Wochen	Keine Angaben
Ausschlusskriterien	Keine Angaben	Keine Angaben

Posttraumatische Belastungsstörung in Deutschland:

In einer repräsentativen Studie in der Region München (Perkonigg, Kessler, Storz & Wittchen, 2000) berichteten 25 % der Teilnehmer und knapp 18 % der Teilnehmerinnen im Alter von 14 bis 24 Jahren von mindestens einem potenziell traumatischen Ereignis in ihrem bisherigen Leben. Körperliche Angriffe, schwerwiegende Unfälle und Zeuge solcher Ereignisse wurden am häufigsten angegeben. Auch hier ergab sich ein geschlechtsbezogener Effekt: Männliche Teilnehmer berichteten insgesamt häufiger als weibliche von Ereignissen; allerdings wiesen Teilnehmerinnen mit 2 % häufiger eine PTBS auf. Ähnliche Befunde wurden in der Bremer Jugendstudie beschrieben (Essau, Conradt & Petermann, 1999). Von den Münchnern, die die Kriterien einer PTBS erfüllten, remittierten 52 % innerhalb von 3 bis 4 Jahren (Perkonigg et al., 2005). Ein chronischer Verlauf war verbunden mit dem Erlebnis eines weiteren traumatischen Ereignisses in der Nachbefragungszeit sowie neu aufgetretenen somatoformen bzw. anderen Angststörungen.

Hohe Remissionsraten in den ersten Monaten!

Prävalenzraten

Nach komplexen Schadens- und Gefahrenlagen bzw. Katastrophen wurde am häufigsten die posttraumatische Symptomatik untersucht (Neria, Nandi & Galea, 2008). Während die unmittelbaren Reaktionen und die ABS bei der überwiegenden Mehrheit wieder abklingt, bleibt die posttraumatische Symptomatik bei Menschen mit bestimmten Risikomerkmalen bestehen. Dies gilt selbst nach Ereignissen wie einem terroristischen Anschlag (z. B. auf das World Trade Center, Galea et al., 2002; 2003), die von Menschen intendiert wurden, oder einer Naturkatastrophe, die die Infrastruktur zerstört hat (wie der Hurrikan Katrina, Galea et al., 2007). Während beispielsweise die Prävalenz der posttraumatischen Symptomatik bei Einwohnern in Manhatten von 7,5 % ein Monat nach den terroristischen Anschlägen auf 1,7 % und 0,6 %

nach vier bzw. sechs Monaten remittierten, war die Prävalenz bei Menschen mit niedrigem sozioökonomischen Status mit 10,2 % höher (Neria et al., 2006). Insgesamt wurde eine Rate von akuter PTBS nach terroristischen Anschlägen bei ca. 30 bis 40 % der Erwachsenen festgestellt; zwei Jahre später waren es noch ca. 20 % (Whalley & Brewin, 2007, für einen Überblick).

Verzögerter Beginn durch Medienkonsum

Außerdem kann sich eine posttraumatische Symptomatik bei ca. 10 % der mit dem traumatischen Ereignis konfrontierten Personen verzögert entwickeln. Ein erhöhter Konsum von Reportagen zum Jahrestag kann zu dieser später einsetzenden Symptomatik beitragen (Bernstein, Ahern, Tracy, Boscarino & Galea, 2007). Fehlende soziale Unterstützung, das Auftreten zusätzlicher traumatischer Ereignisse und anhaltende Stressoren (z. B. Trennung von Partner, Verkehrsunfall) sowie Verluste (z. B. Einkommens- und Arbeitsplatzverlust, Neuansiedelung in einer anderen Region des Landes) tragen zur Aufrechterhaltung der posttraumatischen Symptomatik langfristig bei (Galea et al., 2008).

Depressive Störungen. Eine wachsende Zahl an Studien untersucht die depressive Symptomatik nach einem traumatischen Ereignis, was insbesondere unter Berücksichtigung des rezidivierenden und teilweise chronischen Verlaufs der Major Depression (MD) gesundheitsökonomisch besonders wichtig erscheint. In Tabelle 4 sind die diagnostischen Kriterien der depressiven Episode laut ICD-10 zusammengestellt, welche sich mit denen des DSM-IV-TR gleichen.

Tabelle 4: Diagnostische Kriterien der depressiven Episode laut ICD-10 (F32)

Kriterien	ICD-10
Depression	(a) leichte, (b) mittelgradige, (c) schwere Episode
Symptome	Vorliegen von mind. (a) ≤ 2; (b) ≤ 2 und (c) ≤ 3 Hauptsymptome – depressive Stimmung – Interessenverlust, Freudlosigkeit – Antriebsmangel, erhöhte Ermüdbarkeit
Weitere Symptome	Vorliegen von mind. (a) ≤ 2; (b) ≤ 3 und (c) ≤ 5 Zusatzsymptome – Selbstwertverlust – unbegründete Schuldgefühle/Selbstvorwürfe – Suizidgedanken/-handlungen – Konzentrations- bzw. Entscheidungsschwierigkeiten – Psychomotorische Agitiertheit oder Hemmung – Schlafstörungen – verminderter oder gesteigerter Appetit
Dauer	mind. 2 Wochen
Ausschlusskriterien	– Manischen oder hypomanischen Episoden in der Anamnese, Anpassungsstörung – Depressive Episode mit Störung des Sozialverhaltens – Nicht auf psychotrope Substanzen oder auf eine organische psychische Störung zurückführbar

Prävalenzraten

Beispielsweise erfüllten 2 Wochen nach Verkehrsunfällen knapp 10 % und nach 6 Monaten 8 % die Kriterien einer Major Depression (Ehring, Ehlers & Glucksman, 2008). Werden die Folgen der terroristischen Anschläge vom 11.03.2004 in Madrid und 11.09.2001 in Manhatten verglichen, fällt auf, dass die Rate der wahrscheinlichen PTBS zwar in Madrid niedriger ausfällt, die Rate der wahrscheinlichen MD mit 8 % bzw. knapp 10 % aber ähnlich hoch ist (vgl. Abb. 1; Galea et al., 2002; Miguel-Tobal et al., 2006). In einem längeren Zeitraum von zwei Jahren nach einem derartigen Ereignis erlebten allerdings ungefähr 30 % mindestens eine depressive Episode.

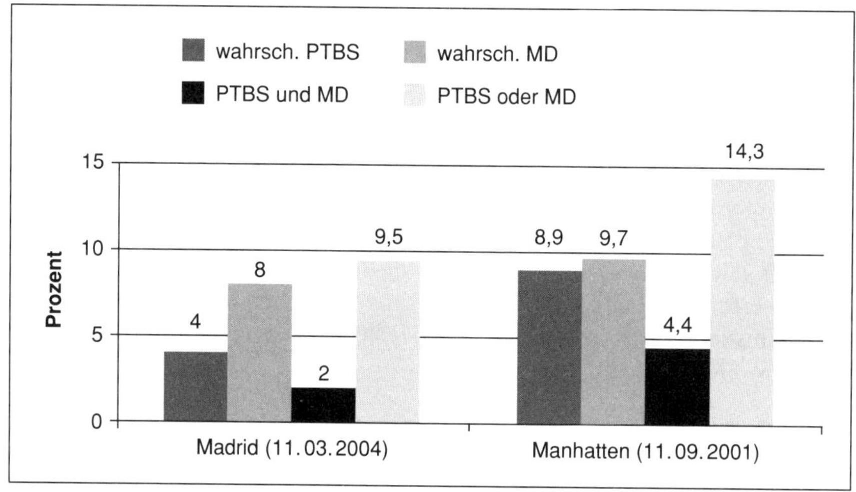

Abbildung 1: Prävalenz der Posttraumatischen Belastungsstörung und Major Depression in Selbstberichten seit den Anschlägen in Madrid (Miguel-Tobal et al., 2006; N = 1.589) und Manhatten (Galea et al., 2002; N = 988) ca. einen Monat nach den Ereignissen

Ähnlich wie bei der posttraumatischen Symptomatik sind ein niedriges Einkommen, zusätzliche traumatische Ereignisse und anhaltende Stressoren Prädiktoren für eine längerfristige Beeinträchtigung durch eine depressive Symptomatik (Beard et al., 2008; Nandi, Tracy, Beard, Vlahov & Galea, 2009). Soziale Unterstützung hat nur bei denen Einfluss ausgeübt, die mehrere depressive Episoden erlebten. Eine verspätete depressive Symptomatik lässt sich auf zusätzliche Ressourcenverluste zurückführen, die unmittelbar nach dem Ereignis noch nicht abzusehen waren.

Akute Trauerreaktionen

Nach dem Verlust einer geliebten oder nahe stehenden Person ist mit einer akuten Trauerreaktion zu rechnen, die sehr unterschiedlich ausfallen kann. Auch wenn es am Anfang schmerzhaft ist, sind Trauerreaktionen gesund und normal. Akute Trauerreaktionen sind voraussichtlich bei den Personen besonders intensiv, die den Tod eines geliebten Familienmitglieds oder guten

Freundes erlebt haben. Sie variieren in Ausmaß, Ausdruck und Länge von Person zu Person. Verbreitete Reaktionen sind im folgenden Kasten zusammengefasst. Mit der Zeit werden Trauerreaktionen erträglichere Gedanken und Aktivitäten beinhalten, wie z. B. positive Geschichten über die geliebte Person zu erzählen oder sich in tröstlicher Form an den Verstorbenen zu erinnern.

Verbreitete Reaktionen, wenn eine geliebte Person gestorben ist:

- Sich verwirrt, emotional taub, ungläubig, fassungslos oder verloren fühlen.
- Wut auf die Person, die gestorben ist oder auf die Personen, von denen angenommen wird, dass sie für den Tod verantwortlich sind.
- Derealisation, Depersonalisation, Todeswunsch.
- Starke körperliche Reaktionen wie Übelkeit, Müdigkeit, Zittern und Muskelschwäche.
- Sich schuldig dafür fühlen, noch am Leben zu sein.
- Intensive Gefühle, wie äußerste Traurigkeit, Wut oder Angst.
- Erhöhtes Risiko für körperliche Krankheiten und Verletzungen.
- Verringerte Leistungsfähigkeit oder Schwierigkeiten beim Treffen von Entscheidungen.
- An die verstorbene Person denken müssen, selbst dann, wenn es nicht erwünscht ist.
- Nach der verstorbenen Person sehnen, sie vermissen oder nach ihr suchen wollen.
- Bei Kindern und Jugendlichen ist es besonders wahrscheinlich, dass sie sich sorgen, dass sie oder ein Elternteil sterben könnten.
- Kinder und Jugendliche können Angst bekommen, wenn sie von ihren Eltern oder einer Bezugsperson getrennt werden.

Komplizierte Trauerreaktion

Möglicherweise ist nach bestimmten Ereignissen mit besonderer gesellschaftlicher Bedeutung und entsprechender Berichterstattung im weiteren Verlauf mit einer komplizierten Trauerreaktion in der Allgemeinbevölkerung zu rechnen. Diese ist durch intrusive Gedanken und Vorstellungen an den Verstorbenen, plötzlich auftretende intensive Gefühle von Trauer, Leere und Einsamkeit, Sehnsucht und Suchen nach dem Verstorbenen sowie anhaltende Anpassungs- und Vermeidungsreaktionen nach Ablauf von ca. zwei Monaten gekennzeichnet. Beispielsweise berichteten nach über zwei Jahren nach den Anschlägen vom 11. 09. 2001 in einer Internetbefragung 43 % von einer anhaltenden komplizierten Trauerreaktion (Neria et al., 2007). Diese Beschwerden waren mit dem weiblichen Geschlecht, Verlust eines Kindes, Tod des Verstorbenen im World Trade Center und dem Anblick der Live-Berichterstattung während des Anschlags assoziiert. Insbesondere erleben Hinterbliebene von Kindern und Jugendlichen eine intensivere und anhaltende Form der Trauerreaktion.

Substanzkonsum. Schädlicher Substanzgebrauch nach traumatischen Ereignissen findet in der epidemiologischen Forschung erst in der näheren Vergangenheit Aufmerksamkeit, obwohl eine Entwicklung zur Abhängigkeit droht. Die diagnostischen Kriterien der ICD-10 für den schädlichen Gebrauch werden in Tabelle 5 zusammengestellt. In einer Metaanalyse (DiMaggio, Galea & Li, 2009) von Studien nach überwiegend terroristischen Anschlägen zeigte sich, dass 7.3 % der Bevölkerung von einem gesteigerten Alkoholkonsum in den ersten zwei Jahren berichteten. Einen gesteigerten Nikotinkonsum gaben 6.8 % und einen gesteigerten Medikamentenkonsum 16.3 % an.

Prävalenzraten

Tabelle 5: Diagnostische Kriterien des schädlichen Gebrauchs laut ICD-10

Kriterien	ICD-10
Konsum	Substanzgebrauch ist für die körperlichen oder psychischen Schäden verantwortlich; eingeschränkte Urteilsfähigkeit und gestörtes Verhalten, das zu Behinderung oder zu negativen Konsequenzen in zwischenmenschlichen Beziehungen führt
Symptomatik	Schädigung muss klar festgestellt und bezeichnet werden
Dauer	Mind. seit einem Monat oder wiederholt in den letzten 12 Monaten
Beeinträchtigung	Behinderung oder negative Konsequenzen in den zwischenmenschlichen Beziehungen
Ausschlusskriterien	Kriterien anderer psychischer oder Verhaltensstörungen durch dieselbe Substanz nicht gleichzeitig verursacht (außer akute Intoxikation)

Komorbidität mit posttraumatischer Belastungsstörung und depressiver Episode

Für Personen, die direkt exponiert wurden, ergab sich in einer Umfrage (Boscarino, Adams & Galea, 2006) eine höhere Wahrscheinlichkeit, während des ersten Jahres nach dem Ereignis sich bis zum Rausch zu betrinken. Diese Personengruppe erfüllte auch eher die Kriterien der Alkoholabhängigkeit. Wie bei den posttraumatischen und depressiven Beschwerden auch, sind zusätzliche Ereignisse und ein geringes Einkommen Merkmale mit prädiktiver Bedeutung für höheren Alkoholkonsum (Cerda, Vlahov, Tracy & Galea, 2008). Werden Schwierigkeiten mit gestiegenem Substanzkonsum (Alkohol, Nikotin und Marihuana) berichtet, scheint die Wahrscheinlichkeit höher zu sein, auch unter posttraumatischen und depressiven Symptomen zu leiden (Vlahov et al., 2002; Vlahov et al., 2006). Der Versuch, die zuletzt genannten Symptome durch die Substanzeinnahme oder eine Selbstmedikation zu bewältigen, birgt also die Gefahr, eine substanzbezogene Störung zu entwickeln (Boscarino, Kirchner, Hoffman, Sartorius & Adams, 2011). Dies zeigte sich auch nach einem Brand in einem Café in der Silvesternacht 2001 in Volendam/Niederlande. Zwar remittierten internalisierende und externalisierende Beschwerden der meist jugendlichen Opfer innerhalb eines Jahres auf das Niveau einer nicht exponierten Vergleichsgruppe (Reijneveld, Crone, Schuller, Verhulst & Verloove-Vanhrick, 2005). Allerdings wurde ein höherer Alkoholkonsum 5 und 12 Monate nach dem Ereignis von den involvierten Jugendlichen berichtet. Der Konsum von Hypnotika und Sedativa war 12 Monate nach dem Ereignis ebenfalls gestiegen, insbesondere bei denen, die direkt exponiert waren.

Störungen des Kindes- und Jugendalters. Leider sind Kinder und Jugendliche im Vergleich zu Erwachsenen weniger häufig untersucht, obwohl sie als Risikogruppe gelten. Nach elterlichen Angaben zeigten 6 Wochen nach dem 11. September 2001 18 % der Kinder und Jugendliche in New York City im Alter von 4 bis 17 Jahren eine schwere bzw. sehr schwere Ausprägung posttraumatischer Symptomatik (Fairbrother, Stuber, Galea, Fleischmann & Pfefferbaum, 2003). Das Anschauen der Berichterstattung im Fernsehen leistete einen unabhängigen Beitrag zur Vorhersage der PTBS bei Kindern. Neben dem Wohnort in Manhattan waren zudem die elterliche Ausprägung der posttraumatischen Symptomatik und das Weinen der Eltern vor dem Kind mit der kindlichen posttraumatischen Belastung verbunden. Vermutlich hinderte die eigene Belastung die Eltern an der Ausführung ihrer Erziehungskompetenz bzw. wird die Ausprägung der kindlichen Belastung generell durch die Erwachsenen unterschätzt. In einer anderen Studie mit einem hohen Anteil von Schülern aus Manhatten (Hoven et al., 2005) berichteten 6 Monate nach dem Anschlag knapp 30 % von einer Symptomausprägung, die eine Angst- bzw. depressive Störung wahrscheinlich macht. Werden die Selbstauskünfte der Schüler Diagnosen zugeordnet, ergeben sich die Häufigkeiten in Abbildung 2. Im Vergleich zu den Ergebnissen von Studien aus dem Vorjahr kam die Mehrheit der Störungen nach den terroristischen Anschlägen vom 11.09.2001 häufiger vor.

Vorsicht: Berichterstattung und elterliche Erziehungskompetenz!

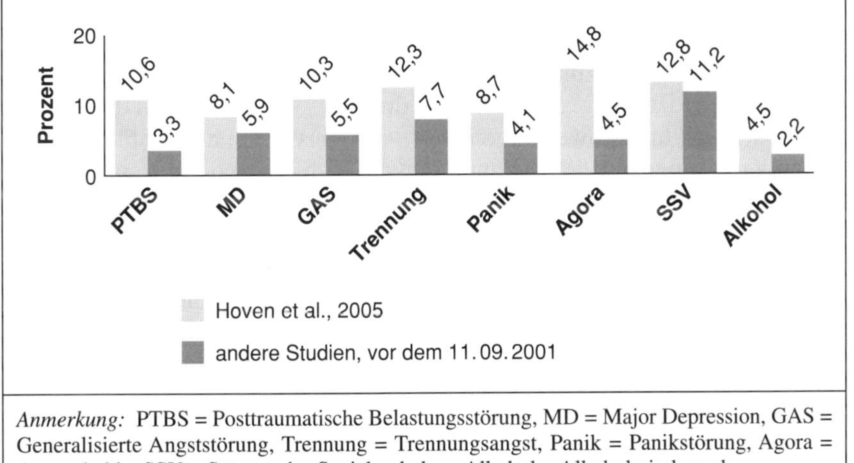

Anmerkung: PTBS = Posttraumatische Belastungsstörung, MD = Major Depression, GAS = Generalisierte Angststörung, Trennung = Trennungsangst, Panik = Panikstörung, Agora = Agoraphobie, SSV = Störung des Sozialverhalten, Alkohol = Alkoholmissbrauch.

Abbildung 2: Prävalenz psychischer Störungen bei Schülern 6 Monate vor und nach dem 11.09.2001 (N=8.236).

1.5 Risiko- und Schutzfaktoren

Wenn nur ca. 20 % bis 30 % der Personen, die mit einem traumatischen Ereignis konfrontiert wurden, innerhalb der ersten zwei Jahre eine posttraumatische oder depressive Symptomatik entwickeln, lässt sich daraus ableiten, dass es Risiko- und Schutzfaktoren geben muss. Tabelle 6 gibt eine Übersicht über derartige Faktoren, die in Übersichtsarbeiten (Bryant, 2003a; McNally, 2003; Norris et al., 2002; Shalev, 2002) und Metaanalysen (Brewin, Andrew & Valentine, 2000; Ozer, Best, Lipsey & Weiss, 2003) genannt werden. Unterscheiden lassen sich vorher bestehende, soziodemografische Merkmale und psychische Eigenschaften der Person, Ereignisbedingungen und die individuelle Reaktionen während des Geschehens sowie die individuellen und soziokulturellen Reaktionen nach dem Ereignis.

Merke:

Es wird ausdrücklich davon abgeraten, die prä- und peritraumatischen Risikofaktoren unmittelbar nach dem Ereignis zu explorieren. Die Bilanz von Risiko- und Schutzfaktoren oder eine Gewichtung der Faktoren lassen keine valide Prognose im Einzelfall zu. Werden Risikofaktoren von Betroffenen von sich aus erwähnt, kann daraus die Empfehlung für eine längerfristig angelegte Beobachtungsphase (Monitoring) abgeleitet werden. Ansatzpunkte für psychosoziale Interventionen unmittelbar nach dem Ereignis ergeben sich hingegen aus den veränderbaren posttraumatischen Risiko- und Schutzfaktoren.

Individuelle Reaktionen

Risikofaktoren. Die Diagnose einer ABS, unter gleichzeitigem Ausbleiben therapeutischer Maßnahmen, ist ein guter Prädiktor für eine folgende PTBS. Posttraumatisch entstehende Gefühle (z. B. Scham, Schuld und Wut) tragen zu einer Aufrechterhaltung der posttraumatischen Belastung bei. Insbesondere durch Kritik (z. B.: „Wie konntest du nur …“, „Das hast du davon, dass du [nicht] …“) und Abwertungen (z. B.: „Du hast doch noch Glück gehabt; die anderen hingegen …“) können diese Gefühle hervorgerufen und noch verstärkt werden. Direkt nach den Anschlägen vom 11. 09. 2001 stand auch das Ausmaß des Konsums der Berichterstattung im Fernsehen mit der Entwicklung einer PTBS in Zusammenhang (Ahern et al., 2002; Schlenger et al., 2002). Bleibende gesundheitliche Beeinträchtigungen können zudem immer wieder die Erinnerungen an das Ereignis aktivieren und Etikettierungen (z. B. „Krüppel!“, „Erwerbsunfähig – das ist …!“) provozieren (vgl. Tab. 6).

Eltern brauchen posttraumatisch einerseits besonders differenzierte Erziehungsfertigkeiten (z. B. unbeaufsichtigte Zeiten trotz bestehender elterlicher Angst einräumen, posttraumatische Beschwerden altersgerecht erklären, Reportagen über das Ereignis im Fernsehen beenden) und andererseits möglicherweise Entlastung von ihrer erzieherischen Verantwortung, wenn sie selbst Beschwerden entwickelt haben.

Schutzfaktoren. Die soziale Unterstützung gilt als am besten empirisch nachgewiesener, kurz- und langfristig wirkender Schutzfaktor (vgl. Tab. 6). Wenn eine Person schon vor dem traumatischen Ereignis sozial gut integriert ist, kann diese zudem nach dem Ereignis auf viele und unterschiedliche Angehörige, Freunde und Kollegen gezielt zurückgreifen. Ein Beispiel für die Aktivierung der psychosozialen Unterstützung:

Soziale Unterstützung ist der wichtigste Schutzfaktor!

„Auch wenn Sie sich möglicherweise nach diesem schlimmen Ereignis eher zurückziehen wollen, lassen Sie uns gemeinsam überlegen, wer in dieser Zeit für Sie da sein kann – Ihnen möglicherweise Verpflichtungen abnehmen kann oder Sie sogar zeitweise umsorgt. Wenn es Ihnen hilft, sprechen Sie mit einer Person Ihres Vertrauens über das Ereignis. Überprüfen Sie aber immer, ob es Ihnen *mittelfristig* gut tut. Wir sollten auch gemeinsam überlegen, wie Sie Ihren Tag gestalten und wie Sie dabei Ihr Gehirn bei der Verarbeitung unterstützen können."

Aktive behaviorale Bewältigung fördern!

Auch kurz- und langfristig angelegte, instrumentelle und materielle Maßnahmen (z. B. Unterstützung während der Evakuierung und später bei der Wohnungssuche, finanzielle Absicherung und Kompensation) zeigten eine prädiktive Bedeutung für eine gute Anpassung. Im Gegensatz zu kognitiv-emotional und behavioral vermeidenden Bewältigungsstrategien sind behaviorale Strategien (z. B. planvolles Problemlösen, Situationskontrolle) mit einer geringeren Belastung verbunden (Littleton, Horsley, John & Nelson, 2007).

Persönlichkeitseigenschaften

Immer wieder wurde auch auf prätraumatisch bestehende Eigenschaften der Person hingewiesen, die trotz Ereignis dazu beitragen sollen, dass keine oder nur eine geringe Belastung entsteht. Dazu zählen Eigenschaften wie „Hardiness" (Bartone, 1999), Kohärenzsinn (Frommberger et al., 1999), Kontrollüberzeugungen (Solomon, Mikulicer & Avitzur, 1988) und Optimismus (Ai, Santangelo & Cascio, 2006; van der Velden et al., 2007). Zukünftig sollte in prospektiven Designs untersucht werden, ob die genannten Eigenschaften wirklich einen zusätzlichen Beitrag zur Vorhersage posttraumatischer Symptomatik leisten. Beispielsweise konnte die Ausprägung der akuten Belastungsreaktion von Opfern einer Naturkatastrophe besser durch den Verlust von objektiven Ressourcen und die Ausprägung der Depression vorhergesagt werden als durch den Kohärenzsinn (Kaiser, Sattler & Bellack, 1996). Zudem gibt es eine erhebliche inhaltliche Überschneidung; möglicherweise erheben die verschiedenen Eigenschaften nur ein und dieselbe Persönlichkeitseigenschaft.

Religiöses-prosoziales Handeln

Den negativen Auswirkungen stehen möglicherweise auch eine Stärkung religiöser Überzeugungen, engere soziale Beziehungen sowie ein vermehrtes soziales Engagement gegenüber (McMillen, Smith & Fisher, 1997; Schuster et al., 2001). Die vielen freiwilligen Helfer, die den Feuerwehrleuten am Ground Zero unermüdlich in der Kapelle St. Pauls geholfen haben, sind ein ergreifendes Beispiel für selbstloses Handeln. Langfristig kann ein traumatisches Ereignis auch zu einem persönlichen Wachstum führen. Möglicherweise erscheint posttraumatisches Wachstum dann möglich, wenn die posttraumatische Belastung durch eine intensive Exposition und viele Verluste besonders hoch ist, aber gleichzeitig eine hohe soziale Unterstützung und Selbstwirksamkeit erlebt wird (Hall et al., 2010). Aber auch hier bedarf es zukünftig prozessorientierter bzw. mehr prospektiv angelegter Studien (Hobfall, Tracy & Galea, 2006; Zoellner & Maerker, 2006).

Tabelle 6: Übersicht über Risiko- und Schutzfaktoren im zeitlichen Verlauf

	prätraumatisch (vorher)	**peritraumatisch (während)**	**posttraumatisch (nachher)**
Risikofaktoren	– Weibliches Geschlecht – Mittleres Lebensalter (40 bis 60 Jahre) – Niedriger sozioökonomischer Status – Geringere Bildung – Zugehörigkeit zu einer gesellschaftlichen Randgruppe oder ethnischen Minderheit – Individuelle psychische Belastung – Vorhergehende Traumatisierung – Psychische Störungen – Unterdurchschnittliche Intelligenz – Erwachsener mit Kindern – Kind mit beeinträchtigten Eltern – Beanspruchung durch einen Familienangehörigen	– Die Art des Ereignisses (Menschen intendiertes Ereignis versus technisches Versagen) – Schweregrad der Exposition (räumliche Nähe zum Geschehen, Intensität der Wahrnehmung auf den Sinnesmodalitäten, Szenen außerhalb der sonstigen Erfahrung, Dauer der Evakuierung) – Wahrgenommene Intensität der Lebensbedrohung (Hilflosigkeit, Horror, Entsetzen) – Schweregrad der körperlichen Verletzung – Selbstaufgabe (bei Erniedrigung und Demütigung) – Panikattacken/hohes Erregungsniveau – Dissoziative Zustände – Verlust von nahe stehenden Personen	*Kurzfristig*: – Akute Belastungsstörung – Sekundäre Gefühle (Scham, Schuld, Ekel und Wut), teilweise durch Abwertungen und Kritik anderer – Elterliche Schwierigkeiten bei der Erziehung – Exzessiver Konsum der Berichterstattung über das Ereignis *Langfristig*: – Negative Erwartungen über bleibende gesundheitliche Beeinträchtigungen – Zusätzliche kritische Lebensereignisse, anhaltende Stressoren (eheliche Konflikte) bzw. weitere traumatische Ereignisse – Verlust der Wohnung, der Nachbarschaft, des sozialen Netzwerks – Arbeitsplatz- und Einkommensverluste
Schutzfaktoren	– Gutes soziales Netzwerk – Persönlichkeitseigenschaften ? • „Hardiness" • Kohärenzsinn • Kontrollüberzeugungen • Optimismus		*Kurzfristig*: – Soziale Unterstützung – Finanzielle Absicherung – Behaviorale Bewältigungsstrategien *Langfristig*: – Stärkung sozialer Beziehungen? – Stärkung des sozialen bzw. religiösen Engagements? – Persönliches Wachstum?

Anmerkung: Das Fragezeichen wurde als Hinweis eingefügt, wenn die Befundlage heterogen oder nicht ausreichend ist.

1.6 Langfristiger Verlauf

Der Verlauf psychischer Störungen nach einem traumatischen Ereignis wurde insbesondere nach den Anschlägen vom 11.09.2001 untersucht. Abbildung 3 stellt schematisch vier Verlaufsformen vor, die hinsichtlich der posttraumatischen Belastung (Norris, Tracy & Galea, 2009), der depressiven Symptomatik (Nandi et al., 2009) und des Alkoholkonsums (Cerda et al., 2008) gefunden wurden: Eine Bevölkerungsgruppe zeigt sich widerstandsfähig und entwickelt zu keinem Zeitpunkt eine Symptomatik. Eine weitere Gruppe weist sich durch eine Remission aus, die in Abhängigkeit von der Störung schnell oder allmählich verlaufen kann. Bei einer anderen Gruppe entwickelt sich die Symptomatik zu einem späteren Zeitpunkt und kann eine dauerhaft moderate bis hohe Ausprägung erreichen. Eine letzte Gruppe zeigt von Beginn an eine hohe Ausprägung der Symptomatik, die im Verlauf chronifiziert.

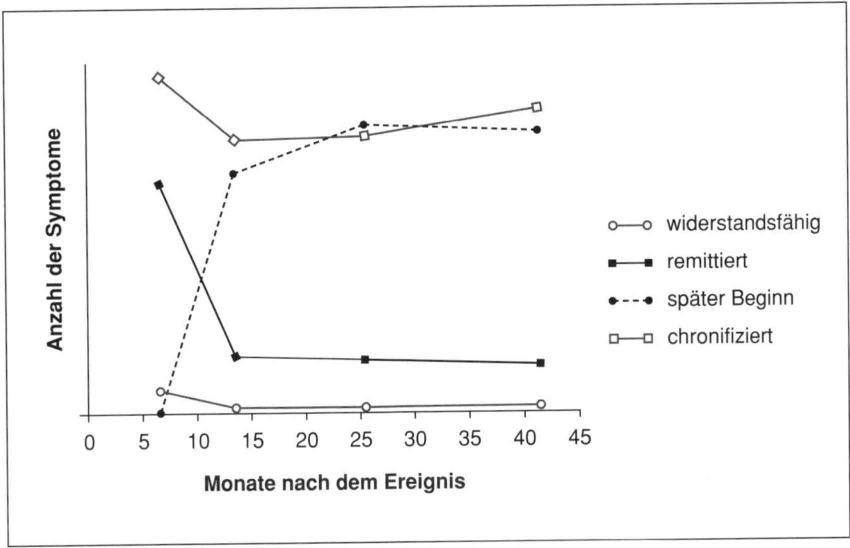

Abbildung 3: Schematischer Verlauf psychischer Störungen nach einem traumatischen Ereignis

Merke:

Unmittelbar nach dem traumatischen Ereignis lassen sich Risikopersonen nicht identifizieren. Später auftretende Ereignisse und Verluste leisten einen hohen Beitrag zur Aufrechterhaltung und verspäteten Entwicklung der posttraumatischen und depressiven Belastung. Daher muss die psychosoziale Versorgung langfristig angelegt werden.

1.7 Spezifische Bevölkerungsgruppen

Bestimmte Bevölkerungsgruppen haben ein höheres Risiko nach einem Unglück unter einer psychischen Beeinträchtigung langfristig zu leiden. Sie bringen auch besondere Voraussetzungen mit, die während einer Intervention berücksichtigt werden sollten.

1.7.1 Kinder- und Jugendliche

Kognitiv-emotionaler Entwicklungsstand

In Abhängigkeit vom Entwicklungsniveau ist bei Kindern und Jugendlichen eine sehr unterschiedliche Verarbeitung des Erlebten zu erwarten (Salmon & Bryant 2002, für eine Übersicht). Vorher bestehendes Wissen (z. B. über Zusammenhänge und zeitliche Abläufe) und damit verbundenes Verstehen des traumatischen Geschehens kann sich sowohl als Risiko- als auch Schutzfaktor auswirken. Wird davon ausgegangen, dass jüngere Kinder ihre Aufmerksamkeit wahrscheinlich nicht von Einzelaspekten des Geschehens entziehen können und insgesamt weniger bzw. langsamer speichern, stehen später weniger, aber möglicherweise kontextlose Informationen zur Verfügung. Dabei dürfte die Sprachkompetenz (z. B. traumarelevanter Wortschatz, Nutzung von verschiedenen Zeiten, Zahlen und Wortbedeutungen oder Detailreichtum von Berichten) das Enkodieren und Abrufen traumaassoziierter Stimuli zudem beeinflussen. Wenn ein geringes Wissen über das Ereignis besteht und Ereigniszusammenhänge nicht nachvollzogen werden, sind jüngere Kinder auf die Reaktionen und Äußerungen anderer, insbesondere erwachsener Personen während des Geschehens, angewiesen. Erscheinen diese emotional aufgebracht und äußern entsprechende Bewertungen, kann es zu einer Bedeutungszuschreibung kommen, die dem Ereignis nicht gerecht wird und die Belastung des Kindes steigert.

Sprachkompetenz beachten

Wissen über eigene Gedanken und Gefühle

Erst ungefähr ab dem 8. Lebensjahr entwickelt sich ein differenzierteres Wissen und Denken über Gedanken bzw. Gefühle der eigenen und anderer Personen. Während jüngere Kinder üblicherweise Erwachsene aufsuchen müssen, um sich bei stark aversiven Ereignissen beruhigen zu lassen, können ältere unterschiedliche Bewältigungsstrategien auswählen (z. B. Aufmerksamkeit von irrelevanten oder hoch aversiven Stimuli verschieben, an angenehme Ereignisse denken, das Ereignis gedanklich vermeiden). Die Fähigkeit, Erinnerungen zu kontrollieren, birgt einerseits die Gefahr der Gedankenunterdrückung und ermöglicht andererseits ein zielgerichtete Abrufen, was für ein (selbstinitiiertes) Gespräch über das Ereignis und für den Einsatz von Bewältigungsstrategien notwendig ist.

Nach einem potenziell traumatischen Ereignis ist es möglich, dass neu erworbene Fertigkeiten (z. B. nachts trocken bleiben, interaktives Spiel aufnehmen, gegengeschlechtliche Gleichaltrige treffen) nach dem Ereignis nicht mehr angewendet werden. In Tabelle 7 sind Beispiele für typische Entwicklungsaufgaben im Kindes- und Jugendalter aufgeführt (vgl. ausführlich Berk, 2011). Die Verarbeitung der Erlebnisse während des Ereignisses kann zu viel Kapazität beanspruchen, so dass für einen begrenzten Zeitraum Entwicklungsaufgaben zurückgestellt werden.

Entwicklungsaufgaben

Tabelle 7: Beispiele für Entwicklungsaufgaben

Altersphase	Entwicklungsaufgaben
Kleinkinder und Vorschulkinder	– Lernen, aufs Töpfchen zu gehen – Kindergarten oder Vorschule beginnen – Lernen, ein Dreirad zu fahren – Die Nacht durchschlafen – Sprechen lernen und Sprache verwenden
Schulkinder	– Lesen und rechnen lernen – In der Lage sein, in einer Gruppe von Kindern, Spiele nach Regeln zu spielen – Sich sicher zu verhalten, während sie immer öfter nicht beaufsichtigt werden
Jüngere Jugendliche	– Freunde des anderen Geschlechts haben – Organisierte außerschulische Aktivitäten betreiben – Nach Unabhängigkeit und Aktivitäten außerhalb ihres Zuhauses streben
Ältere Jugendliche	– Auto fahren – Der erste Job – Mit Personen des anderen Geschlechts ausgehen – Studieren

1.7.2 Menschen mit geistiger Behinderung

Menschen mit geistiger Behinderung sind nicht unbedingt sofort an körperlichen Merkmalen oder Verhaltensweisen zu erkennen. Sie fallen medizinisch ungeschulten Personen, insbesondere in einer Notfallsituation, kaum auf (z. B. Fragiles-X-Syndrom, Klinefelter Syndrom, Prader-Willi-Syndrom, Rett-Syndrom). Beim häufig vorkommenden fetalen Alkoholsyndrom sind beispielsweise körperliche Merkmale nur in Abhängigkeit vom Schweregrad für Ungeschulte zu bemerken (z. B. kleinere Augen und Zähne, schmales (Ober-)Lippenrot, kleiner Kopfumfang). Bei der bekannteren Trisomie 21 gibt es zwar typische Gesichtsmerkmale (z. B. rundes Gesicht mit flachem Profil und mandelförmiges Aussehen der Augen), doch kann nicht von der mit dem Syndrom häufig vorkommenden Intelligenzminderung auf ein einheitliches Sozialverhalten geschlossen werden.

Menschen mit geistiger Behinderung fallen Ungeschulten kaum auf

Merke:

Wenn keine Angehörige oder betreuende Personen auf die geistige Behinderung hinweisen, ist damit zu rechnen, dass Menschen mit diesen Einschränkungen in einer größeren Gruppe von Betroffenen übersehen und durch die Notfallsituation bzw. Anforderungen der Rettungskräfte überfordert werden.

Wie bei Menschen ohne geistige Behinderung können die sozialen und emotionalen Reaktionen auf ein potenziell traumatisches Ereignis sehr unterschiedlich und individuell sein. Menschen mit einer nur geringen Intelligenzminderung haben gute sozial-emotionale Kompetenzen, die kognitive Einschränkungen im Alltag kompensieren helfen. Die motorischen und neurobiologischen Beeinträchtigungen werden zwar einerseits die Versprachlichung und Kommunikation von erlebten Gefühlen erschweren. Andererseits können diese dazu führen, dass eine geringere Belastung im Vergleich zu Menschen ohne Behinderung auftritt, da dem Ereignis anfangs kaum eine Bedeutung zugeschrieben wird bzw. die Informationsverarbeitung verlangsamt ist. Reaktionen und Äußerungen anderer Personen können wiederholt mit der langsamen Verarbeitung des Geschehens und der Versprachlichung interferieren. Daher kann es zu Zuständen der Verwirrung und zu verzögerten emotionalen Reaktionen kommen.

Verlangsamte Informationsverarbeitung!

Merke:

Menschen mit einer geistigen Behinderung sollten ihres kognitiv und emotionalen Entwicklungsniveaus entsprechend angesprochen werden. Dabei ist es notwendig, sich in der Sprache und insbesondere im Sprechtempo anzupassen. Nach kurzen Sätzen sollten Pausen eingelegt und Reaktionen abgewartet werden. Das erfordert Ruhe und Geduld. Ungeschulte haben Schwierigkeiten, sich anzupassen, da das biologische Alter und das Entwicklungsniveau in erheblichen Kontrast stehen können.

1.7.3 Menschen mit psychischen Störungen

Wird von einer Ein-Monats-Prävalenz der psychischen Störungen von 17 % in Deutschland ausgegangen (Wittchen & Jakobi, 2001), ist bei Großschadenslagen und Katastrophen fest damit zu rechnen, dass auch Menschen mit bestehenden psychischen Störungen betroffen sind. Potenziell traumatische Ereignisse können zu einer Steigerung der bestehenden Symptomatik und zur Entwicklung einer weiteren psychischen Störung führen. Wenn Betroffene nicht durch sozial abweichendes Verhalten auffallen (z. B. durch einen Panikanfall oder ein Wahnsystem), wird die Mehrheit die vorherbestehenden Störungen und deren Behandlung eher verschweigen. Bei öffent-

Substanzmissbrauch und Intoxikation berücksichtigen!

lichen Veranstaltungen (z. B. Konzerte, Public-Viewing) kann außerdem die Regulationsfähigkeit und Compliance der Anwesenden durch Substanzmissbrauch und (Misch-)Intoxikation verringert sein.

Anteil diagnostizierter psychischer Störungen bei einem Massenanfall von Verletzten:

Die Auswertung der medizinischen Versorgung unmittelbar nach der Loveparade am 24. Juli 2010 in Duisburg erbrachte, dass überwiegend chirurgische und internistische Diagnosen gestellt wurden (62 % bzw. 41 %). Nur bei 8 % wurden Panik- oder andere Angststörungen vergeben (Ackermann et al., 2011). Substanzmissbrauch und -intoxikation, welche dem internistischen Fachgebiet zugeordnet wurden, machten hingegen ca. 30 % des Patientenkollektivs aus. Daher wurde für die Vorbereitung auf ein derartiges Ereignis eine suchtmedizinische Fortbildung empfohlen. Eine Erfassung der psychischen Belastung bzw. psychischer Störungen blieb im weiteren Verlauf aus. Aus dem Erfahrungsbericht der eingesetzten Notfallseelsorger (Rieske, 2011) geht hervor, dass von einer hohen Dunkelziffer und einer substanziellen Gruppe von Betroffenen und Angehörigen ohne angemessene Behandlung ausgegangen wird.

Menschen mit psychischen Störungen, die nicht exponiert wurden, aktiv ansprechen!

Da traumatische Ereignisse mit hoher Bedeutung medial schnell übermittelt werden, erfahren auch Menschen mit psychischen Störungen von dem Ereignis, die weder exponiert wurden, noch mit Betroffenen bekannt sind. Sie zeichnen sich möglicherweise durch ein höheres Risiko aus, zusätzlich ängstliche Symptome zu entwickeln. Beispielsweise berichteten kurz nach den terroristischen Anschlägen vom 11. 09. 2001 Menschen mit psychischen Störungen in ambulanter, psychiatrischer Behandlung im Vergleich zu körperlich Erkrankten in allgemeinmedizinischer Behandlung eine stärkere Ausprägung ängstlicher Symptomatik und einen erhöhten Redebedarf mit ihren Behandlern (Franklin, Young & Zimmermann, 2002). Menschen mit vorhergehender Traumatisierung bzw. PTBS entwickelten eher eine stärkere Ausprägung der posttraumatischen Symptomatik als Menschen ohne Risiken. Ansonsten ließen sich keine weiteren spezifischen Zusammenhänge zu anderen, vorher bestehenden psychischen Störungen finden (Franz, Glass, Arnkoff & Dutton, 2009).

1.7.4 Menschen mit Migrationshintergrund

In den meist im amerikanischen Raum durchgeführten Studien ergaben sich immer wieder Hinweise, dass die Zugehörigkeit zu einer ethnischen, kulturellen oder religiösen Minderheit unabhängig von dem sozioökonomischen Status, einer vorhergehenden Traumatisierung oder anderer Risi-

Mangelnde Selbstwirksamkeit und Ressourcen

kofaktoren einen eigenständigen Beitrag zur Entwicklung einer ängstlichen und depressiven Symptomatik leisten kann. Möglicherweise sind die Selbstwirksamkeitserwartungen dieser Gruppen im Vergleich zur Bevölkerungsmehrheit geringer und können Ressourcenverluste nach einem traumatischen Ereignis nicht ausreichend kompensiert werden. Dazu gehört auch, dass Menschen mit Migrationshintergrund das regionale medizinische und psychosoziale Hilfesystem aufgrund ungenügender Sprachkompetenz und kulturell-religiöser Besonderheiten weniger in Anspruch nehmen als andere Betroffene. Vorstellungen über Gesundheit und Krankheit können beispielsweise die Reaktionsweise und das Hilfesuchverhalten erheblich beeinflussen. Magische Vorstellungen (z. B. der „Böse Blick" [Verfluchung], der Einfluss eines Dschinn [Geistes] oder fremder Energien) sind weitverbreitet, wenn sie auch nicht mit der jeweiligen Religion oder dem gängigen Weltbild vereinbar sind. Sie bieten ein Erklärungsmodell an, das Betroffene und Angehörige einerseits entlastet und andererseits ein Maß an Kontrolle wiederherstellt, da der Durchführung ritueller Handlungen eine Problemlösung (z. B. die Auflösung eines Zaubers) zugeschrieben wird.

Vorstellungen über Gesundheit und Krankheit

Heimsuchung durch böse Geister:

Eine afrikanische Frau berichtete nach einem Hausbrand von Geistern, die von ihr Besitz ergriffen haben. Der nahe Verbrennungstot war aus ihrer Sicht nicht der schlimmste Aspekt des Geschehens. Nachdem sie sich unter einem Tisch gekauert hatte, zerbarsten die Fensterscheiben im dritten Stock und sprangen plötzlich Geister herein. Sie packten sie ohne Ansprache und wollten sie aus dem Fenster werfen. Die Feuerwehrleute mit Atmungsgerät und Schutzkleidung traten als Nachhallerinnerung immer wieder vor ihr Auge. Die Rettungsszene war in ihrer Erinnerung wegen peritraumatischer Dissoziation nicht vollständig reproduzierbar. Ohne einen Schamanen schien allerdings den Geistern nicht beizukommen.

Die Entwicklung anhaltender somatoformer Beschwerden stellt möglicherweise eine Besonderheit dieser Bevölkerungsgruppe dar. Beispielsweise zeigte sich 18 Monate nach der Explosion des Depots in Enschede/Niederlande, dass Personen mit Migrationshintergrund häufiger muskulo-skeletale und gastrointestinale Beschwerden berichteten als Einheimische (Dirkzwager, Grievink van der Velden & Yzermans, 2006). Erfolgt nur bei körperlichen Erkrankungen eine angemessene psychosoziale Unterstützung und ermöglicht eine medizinische Behandlung die Übernahme der Krankenrolle, können sich somatoforme Beschwerden als eine sozial akzeptable Bewältigungsform darstellen. Auch eine anhaltende Trauerreaktion, die die religiös-kulturell begrenzte Trauerzeit erheblich überschreitet, kann sich im Verlauf in derartigen Beschwerden äußern.

Gefahr der Somatisierung

2 Störungstheorien und -modelle

Analog eines Trichters lassen sich Bevölkerungsgruppen nach ihrer psychischen Beanspruchung durch das traumatische Ereignis unterscheiden. Abbildung 4 veranschaulicht die epidemiologische Sicht nach einem Ereignis, das eine größere Bevölkerungsgruppe beeinträchtigen kann (z. B. nach einer Naturkatastrophe oder einem terroristischen Anschlag).

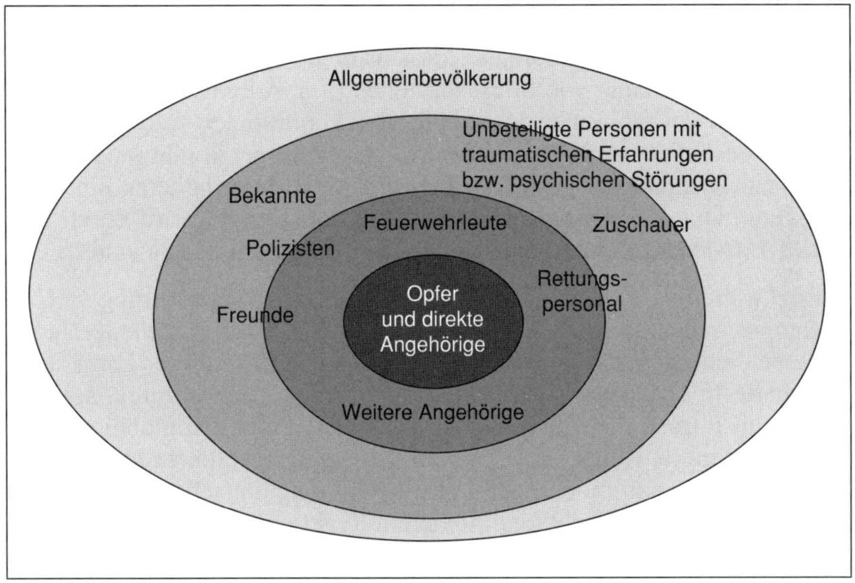

Abbildung 4: Trichtermodell der psychischen Beanspruchung nach einem traumatischen Ereignis

Das höchste Risiko für posttraumatische Folgestörungen tragen natürlich Opfer, deren Angehörige bzw. engere Freunde. Aber auch Zuschauer oder indirekte Zeugen (u. a. Rettungskräfte, Feuerwehrleute, Polizisten) können einer hohen psychischen Beanspruchung ausgesetzt sein. Eher vernachlässigt wurden in der Vergangenheit Personengruppen, die Informationen über das Ereignis nur medial vermittelt bekamen (Marshall et al., 2007): Dabei gelten unbeteiligte Personen mit traumatischen Erfahrungen bzw. psychischen Störungen sowie Kinder, Jugendliche und ihre Eltern als Risikogruppen in der Allgemeinbevölkerung.

Unmittelbar nach einem traumatischen Ereignis bis ungefähr eine Woche später kann als kritischer Zeitraum gelten, in dem psychophysiologische und kognitive Reaktionen und Prozesse zu einer langfristigen Beeinträchtigung oder zu einer funktionalen Bedeutungszuschreibung, Adaptation und Remission führen können. Ressourcenmangel und zusätzliche Ressourcenverluste tragen hingegen zu einer langfristigen Beeinträchtigung von posttraumatischen und depressiven Beschwerden bei.

2.1 Psychophysiologische Annahmen

2.1.1 Furchtkonditionierung

Basierend auf der Beobachtung einer erhöhten Reaktivität auf traumaassoziierte Reize wird angenommen, dass während des traumatischen Ereignisses die Freisetzung von Stresshormonen (u. a. Adrenalin, Noradrenalin und Kortisol) an zahlreiche neutrale Stimuli konditioniert werden (Bryant, 2003b). Anschließend folgt nach der Präsentation eines konditionierten Stimulus eine sympathisch gesteuerte Erregung (z. B. einen höheren Blutdruck und Hautleitwiderstand). Der Konditionierungsprozess wird durch eine starke Aktivierung der Amygdala während des Ereignisses unterstützt.

Konditionierungsprozesse

Erfolgt während des Ereignisses keine differenzierte Verarbeitung im Hippocampus und (lateralen) präfrontalen Kortex, werden eingehende Informationen lediglich als Sinneseindrücke gespeichert. In dieser Form abgespeicherte Informationen lassen sich nicht willkürlich abrufen, sondern werden als Intrusionen erlebt. In Folge der wiederholten Stimulation durch traumaassoziierte Reize im Alltag und den daraus resultierenden Intrusionen könnten Konditionierungen höherer Ordnung entstehen und zu einer Generalisierung der furchtkonditionierten Reaktion beitragen.

2.1.2 Sensibilisierung des hormonellen Stress-Systems

Die Hypothalamus-Hypophysen-Nebennieren-Achse (HHN-Achse) ist das zentrale Hormonsystem zur Stressregulation, das mit der Amygdala verbunden ist. Da Katecholamine (z. B. Adrenalin, Noradrenalin) nachweislich den Aufbau von Erinnerungen verbessern, könnte ein erhöhtes Niveau der Katecholamine während und direkt nach dem traumatischen Ereignis eine (Über-)konsolidierung der traumatischen Erinnerungen bewirken, was wiederum deren Wiedererleben fördert.

Ist eine Gefahrensituation vorüber, klingt die Aktivierung der Amygdala ab und verringert sich über eine negative Rückkoppelungsschleife in der HHN-Achse die Kortisolausschüttung. In Folge der wiederkehrenden Stimulation durch traumaassoziierte Reize im Alltag kommt es aber kurzfristig immer wieder zu hohen Kortisolwerten. Dieser wiederkehrende Prozess kann hingegen eine Sensibilisierung der HHN-Achse fördern, der zur posttraumatischen und der depressiven Symptomatik beiträgt.

2.2 Kognitive Theorien

Ausgehend von den Konditionierungsprozessen nehmen Informationsverarbeitungstheorien an, dass eine gesonderte Form der Speicherung traumatischer Erinnerungen erfolgt (z. B. Ehlers & Clark, 2000; Foa & Kozak, 1986). Beispielsweise geht das duale Repräsentationsmodell davon aus, dass zwei Möglichkeiten der Speicherung traumaassoziierter Informationen bestehen (Brewin, Dalgleish & Joseph, 1996): Während einige verbale und bildliche Erinnerungen an das Ereignis intentional abgerufen werden können (verbal accessible memory; VAM), sind andere Erinnerungen nur situativ abrufbar und implizit gespeichert (situationally accessible memory; SAM). Letztere werden als Intrusionen, meist bildlich oder körperlich, erlebt. Intrusionen kurz nach einem Ereignis sind ein Anzeichen dafür, dass Informationen den Hippocampus erreichen, was während des Ereignisses durch die hohe physiologische Erregung und Informationsmenge nur eingeschränkt erfolgen konnte.

Duales Repräsentationsmodell

Erst wenn dem Ereignis eine katastrophisierende Bedeutung zugeschrieben wird bzw. die posttraumatische Symptomatik eine zusätzliche Interpretation erfährt, kommt es zur subjektiven Belastung und damit der Gefahr der Aufrechterhaltung der Symptomatik.

Strategien und Gefühle, die zur Aufrechterhaltung beitragen

Wenn es auch intuitiv aus Sicht des Betroffenen eine nahe liegende Strategie ist, belastende Gedanken und Intrusionen zu unterdrücken, traumaassoziierte Stimuli (z. B. Orte, Gegenstände und Personen) zu vermeiden und vermeintlich Sicherheit herzustellen, tragen diese Strategien zur Aufrechterhaltung der posttraumatischen Symptomatik bei. Inzwischen liegen auch Hinweise vor, dass exzessive Grübelprozesse (Ehring et al., 2008) und – mit Einschränkung – Wut (Orth, Cahill, Foa & Maerker, 2008), Scham und Schuld (Andrews, Brewin, Rose & Kirk, 2000) sowie Ekel (Engelhard, Olatunji & de Jong, 2011) eine prädiktive Bedeutung haben können.

Merke:

Wenn die betroffene Person aufnahmebereit ist, können Sie andere Sichtweisen (z. B. aus der Perspektive einer guten Freundin) entwickeln, die Situation zu betrachten. Helfen Sie dabei, Missverständnisse, Gerüchte und verzerrte Wahrnehmung zu klären, die die Belastungen, die unberechtigte Schuld oder Scham der betroffenen Person verschlimmern. Kindern und Jugendlichen, die Schwierigkeiten dabei haben, diese Gedanken zu benennen, können Sie die negativen Gedanken auf einen Zettel schreiben (z. B.: „Ich habe etwas falsch gemacht", „Ich habe dazu beigetragen, dass es passiert ist.", „Ich war ungezogen.") und die Kinder bitten, dazu etwas hinzuzufügen. Sie können dann jeden einzelnen Gedanken besprechen, Missverständnisse klären und hilfreichere Gedanken finden und aufschreiben. Erinnern Sie das Kind oder den Jugendlichen daran, dass sie bzw. er keine Schuld hat, selbst wenn er/sie diese Bedenken nicht geäußert hat.

2.3 Theorie der Ressourcenerhaltung

Ausgangspunkt für die Anwendung der Theorie der Ressourcenerhaltung (Conservation of Resources Theory, COR-Theory, Hobfoll, 1998) können zwei bereits erwähnte Beobachtungen sein: Die posttraumatische und die depressive Symptomatik bleiben langfristig bestehen, wenn nach dem Ereignis einerseits eine langfristig angelegte, psychosoziale Unterstützung ausbleibt und andererseits zusätzliche kritische Lebensereignisse noch hinzutreten. Insbesondere bei Bevölkerungsgruppen mit geringem sozioökonomischen Status bzw. hohen finanziellen, materiellen und psychosozialen Verlusten zeigte sich im Vergleich zu Gruppen mit größeren Ressourcen eine geringere Remissionsrate. Die COR-Theorie geht davon aus, dass Individuen ihre eigenen Ressourcen und die ihres sozialen Umfelds (z. B. der Familie und einer religiösen Gemeinschaft) schützen, durch den Einsatz vorhandener Ressourcen diese ausbauen wollen, bzw. anstreben, neue Ressourcen hinzuzugewinnen, um zukünftigen Ressourcenverlusten vorzubeugen. Hierbei werden vier Klassen von Ressourcen unterschieden: (1) Objektressourcen (z. B. Kleidung, eigener Besitz), die lebensnotwendig sind und den sozialen Status anzeigen, (2) Bedingungsressourcen (z. B. Alter, Familienstand, Arbeitsplatz), die häufig Zugang zu bestimmten anderen Ressourcen ermöglichen, (3) persönliche Ressourcen (z. B. berufliche Fähigkeiten, soziale Kompetenzen und Persönlichkeitseigenschaften) sowie (4) Energieressourcen (z. B. Zeit, Geld und Wissen), mit denen in der Regel andere Ressourcen erworben werden können. Wenn der Verlust von Ressourcen droht, der tatsächliche Verlust von Ressourcen eintritt oder ein angemessener Gewinn von Ressourcen nach einer Ressourceninvestition ausbleibt, was einem Ressourcenverlust entspricht, tritt laut COR-Theorie Stress auf (Hobfoll & Buchwald, 2004). Personen oder Gruppen mit einer guten Ausstattung an Ressourcen können Verluste eher hinnehmen und durch die Möglichkeit, Ressourcen einzusetzen, Beschwerden und Einschränkungen eher kompensieren als andere, die bereits prätraumatisch nur wenige Ressourcen besaßen. Letztere laufen Gefahr in eine Verlustspirale zu geraten, die durch das potenziell traumatische Ereignis initiiert und durch weitere kritische Lebensereignisse beschleunigt wird.

Annahmen der COR-Theorie

In telefonischen Umfragen nach den Anschlägen vom 11.09.2001 konnte gezeigt werden, dass unabhängig von bekannten Risikofaktoren (z. B. weibliches Geschlecht, Anzahl traumatischer Ereignisse vor dem 11.09.2001, direkte Exposition) der Ressourcenverlust einen eigenen Beitrag zur selbstberichteten posttraumatischen bzw. depressiven Symptomatik ca. zwei Jahre später leistete (Hobfoll et al., 2006). In ähnlichen Studien konnte die Annahme noch einmal bestätigt werden (Hobfoll et al., 2009; Zwiebach, Rhodes & Roemer, 2010): Ein geringerer Ressourcenverlust, höherer sozialer bzw. sozioökonomischer Status sowie größere Unterstützung wiesen eine prädiktive Bedeutung für eine geringe bzw. keine Ausprägung der Symptomatik auf.

Empirische Hinweise

3 Diagnostik

In der allgemeinen Versorgung bleiben Traumafolgestörungen häufig unerkannt (Ehlers, Gene-Cos & Perrin, 2009; Solomon & Davidson, 1997). Betroffene suchen auch nicht selbstverständlich Hilfe: Nach sexueller bzw. körperlicher Gewalt suchten beispielsweise nur ca. 20 % (Min. = 11 %; Max. = 53 %) der Opfer professionelle psychosoziale Unterstützung auf (Schreiber, Renneberg & Maerker, 2009). Zudem profitieren Personen mit einer Traumafolgestörung mehr von der Behandlung in spezialisierten Einrichtungen. Daher sollte der diagnostische Prozess niedrig-schwellig und gestuft angeboten werden.

Traumafolgestörungen bleiben unerkannt!

3.1 Zweistufiges diagnostisches Vorgehen

Um Personen mit posttraumatischen Beschwerden schnell und ökonomisch zu identifizieren und diesen gezielt Interventionen anbieten zu können, wurde international der sogenannte „Screen-and-treat“-Ansatz erprobt. Nach Erfassung von Risikofaktoren oder Symptomen durch ein kurzes Selbstbeurteilungsinstrument wird auffälligen Personen in öffentlich bekannt gemachten Einrichtungen eine standardisierte Diagnostik und gegebenenfalls eine störungsspezifische Behandlung angeboten. Das zweistufige Vorgehen wurde inzwischen nach unterschiedlichen Ereignissen (z. B. Verkehrsunfälle, terroristische Anschläge, Kampfeinsätze) etabliert. Insbesondere bei einer größeren Bevölkerungsgruppe, die nicht nach dem Ereignis systematisch erfasst werden kann, erscheint es notwendig, Screening-Instru-

Definition des zweistufigen Vorgehens

Praktisches Vorgehen

mente zur Verfügung zu haben, die von psychologischen Laien genutzt bzw. über Medien, Behörden und Einrichtungen des allgemeinen Versorgungssystems verbreitet werden können. Bei Überschreiten eines vorher festgelegten Grenzwertes besteht für die auffälligen Personen die Möglichkeit, sich an eine spezialisierte, ambulante und leicht erreichbare Einrichtung zu wenden, um eine standardisierte Diagnostik von gesondert trainierten Experten durchführen zu lassen. Im direkten Anschluss muss sich nicht unmittelbar eine Behandlung anschließen. Nach den terroristischen Anschlägen in London vom 07. 07. 2005 wiesen beispielsweise nur 51 % derjenigen, die ein positives Screening abgaben, auch eine Behandlungsindikation auf (Brewin et al., 2010a).

Diagnostisches Vorgehen nach den terroristischen Anschlägen in London:

In Medien, öffentlichen Einrichtungen, Polizei, Krankenhäusern und anderen Institutionen der medizinischen Versorgung wurden dichotome Fragen veröffentlicht:

- 10 Items des Trauma Screening Questionnaire,
- 2 Items zur Erfassung der Depression,
- 3 Items zur Erfassung der Reisephobie,
- 2 Items zur Steigerung von Rauchen bzw. Trinken von Alkohol,
- 1 Item hinsichtlich sonstiger Sorgen in Folge des Anschlags.

Wurde ein Grenzwert von mindestens 6 posttraumatischen oder sonstigen Beschwerden überschritten, konnten Betroffene sich an drei spezialisierte Ambulanzen wenden, in denen ein Team eine standardisierte Diagnostik durchführte:

- Module des Strukturierten Interviews für Psychische Störungen (Wittchen, Wunderlich, Gruschitz & Zaudig, 1997) zur Erfassung der Posttraumatischen Belastungsstörung, Major Depression und Spezifischen Phobie,
- Psychiatrische Behandlungen in der Vorgeschichte,
- Aktuelles Alkohol- oder Drogenproblem,
- Klinische Entscheidungen:
  - Wird die Symptomatik ohne weitere Hilfe remittieren?
  - Ist eine Beobachtungsphase über 3 Monate ausreichend?
  - Kann an eine Vorbehandlung überwiesen werden?

In kurzen Kontakten per Telefon oder E-Post können während einer Beobachtungsphase die Ausprägung der Symptomatik eingeschätzt und Hilfestellungen zur Tagesgestaltung gegeben werden. Erst wenn keine Remission der posttraumatischen Symptomatik abzusehen ist, sollte eine traumafokussierende Behandlung erfolgen (NICE, 2005). Frühester Zeitpunkt der Behandlung ist dabei zwei bis drei Wochen nach dem Ereignis.

3.2 Screening-Instrumente

Da die Beschwerden unmittelbar nach dem Ereignis keine prognostische Bedeutung besitzen, sollten zu einem frühen Zeitpunkt, soweit es die situativen Gegebenheiten möglich machen, eher Risiko- und Schutzfaktoren erfasst werden (ACPMH, 2007). Symptomorientierte Screening-Instrumente können hingegen erst zu einem späteren Zeitpunkt eine gute Spezifität (Rate der identifizierten Personen ohne PTBS) aufweisen (Brewin, Fuchkan, Huntley & Scragg, 2010b). Sie sollten daher erst später, frühestens nach einer Woche angewendet werden. Am Einsatzort stoßen Selbstbeurteilungsinstrumente zur Identifikation von Risikopersonen möglicherweise auf wenig Akzeptanz. Allerdings können Screening-Instrumente über Medien und Internet leicht zugänglich gemacht werden, um anhaltend beeinträchtigte Betroffene ein angemessenes Hilfsangebot zu einem späteren Zeitpunkt machen zu können.

Screening von Risiko- und Schutzfaktoren versus Symptomen

Merke:

Nehmen Sie sich am Einsatzort kurz Zeit, um darüber nachzudenken, wer bei der psychosozialen Versorgung bislang vergessen worden ist. Denken Sie auch an Personen, die indirekt beteiligt sind (z. B. Hausmeister, Reinigungskräfte, Nachbarn).

In Tabelle 8 werden im deutschsprachigen Raum erhältliche Instrumente dargestellt, die zur Identifikation von belasteten Personen genutzt werden können. Zu einem frühen Zeitpunkt sollte der *Posttraumatic Adjustment Screen* (PAS; O'Donnell et al., 2008; vgl. auch „Fragebogen zur posttraumatischen Anpassung" im Anhang, S. 97) eingesetzt werden, der Personen mit höherem Risiko für die Entwicklung posttraumatischer und depressiver Symptome anhand von Risiko- und Schutzfaktoren identifiziert. Zu einem späteren Zeitpunkt können dazu auch symptomorientierte Instrumente zur Identifizierung der posttraumatischen Belastung (z. B. der *Trauma Screening Questionnare*; Walters, Bisson & Shepherd, 2007; vgl. auch „Trauma-Screening-Fragebogen (TSF)" im Anhang, S. 98) und der depressiven Symptomatik genutzt werden (z. B. die ersten beiden Fragen des *Gesundheitsfragebogens für Patienten* – Kurzform PHQ-D; Löwe, Kroenke & Gräfe, 2005, vgl. den „PHQ-2", Gesundheitsfragebogen für Patienten – Kurzform mit 2 Items – im Anhang, S. 99). Um allgemeines Wohlbefinden zu erfassen, kann der *WHO-5 Well-being Index* (erhältlich unter: http://www.who-5.org) eingesetzt werden. Der symptomorientierte *Fragebogen zu Beschwerden nach einem Unfall* erhebt ebenfalls die posttraumatische Symptomatik und wurde an einer Stichprobe evaluiert, die unfallchirurgisch behandelt wurde (Stieglitz, Nyberg, Albert, Frommberger & Berger, 2002). Um auffälligen Konsum von Alkohol zu identifizieren, bieten sich der *Alcohol Use Disorders Identification Test* (AUDIT; Rist, Scheuren,

Screening-Instrumente im deutschsprachigen Raum

Tabelle 8: Screening-Instrumente

Name	Publikationen	Ziel	Items	Zeitrahmen	Cut-off-Werte	Sensitivität/Spezifität (%)
Posttraumatic Adjustment Screen (PAS)	O'Donnell et al. (2008)	Identifikation anhand von Risiko- und Schutzfaktoren von Patienten, die ein erhöhtes Risiko für eine PTBS bzw. MD haben	10 fünfstufige		16 für PTBS 4 für MDE	80/84 70/75
Trauma Screening Questionnaire (TSQ)	Walters, Bisson & Shepherd (2007)	Identifikation und Vorhersage der Entwicklung einer PTBS	10 dichotome	Letzte Woche	6	86/93
Fragebogen zu Beschwerden nach einem Unfall	Stieglitz, Nyberg, Albert, Frommberger & Berger (2002)	Identifikation von Patienten, die ein erhöhtes Risiko für eine (subsyndromale) PTBS nach einem Verkehrsunfall zeigen	10 dichotome	Vor wenigen Tagen	4	89/70
Kurzform des Gesundheitsfragebogen für Patienten (PHQ-2)	Löwe, Kroenke & Gräfe (2005)	Identifikation von Patienten, die die Kriterien depressiver Störungen laut DSM-IV aufweisen	2 vierstufige	In den letzten zwei Wochen	≥ 3	Major Depression: 87/78 Depressive Störungen: 79/56
WHO-5 Well-being Index	Henkel et al., 2003	Erhebung des Wohlbefindens im allgemeinmedizinischen Bereich	5 sechsstufige	In den letzten beiden Wochen	3	93/64
Alcohol Use Disorders Identification Test (AUDIT)	Rumpf, Hapke, Meyer & John (2002)	Identifikation von riskantem Konsum und alkoholbezogenen Störungen	10 fünfstufige	In den letzten 12 Monaten	8 5	Alkoholabhängigkeit: 78/94 Alkoholmissbrauch: 37/94 Risikokonsum: 33/95 Alkoholabhängigkeit: 96/78 Alkoholmissbrauch: 61/77 Risikokonsum: 77/80
Lübecker Alkoholabhängigkeits- und -missbrauchs-Screening-Test (LAST)	Rumpf et al. (2002)	Identifikation alkoholbezogener Störungen	7 dichotome		1 2	Alkoholabhängigkeit: 86/83 Alkoholmissbrauch: 49/82 Risikokonsum: 42/83 Alkoholabhängigkeit: 71/92 Alkoholmissbrauch: 34/92 Risikokonsum: 24/92
Cannabis Use Disorders Identification Test (CUDIT)	Annaheim, Rehm & Gmel (2008)	Identifikation cannabisbezogener Störungen	10 fünfstufige	In den letzten 12 Monaten	7	71/64
Severity of Dependence Scale (SDS)	Steiner, Baumeister & Kraus (2008)	Identifikation cannabisbezogener Abhängigkeit	5 vierstufige	Während des letzten Jahres	2 bei Frauen 4 bei Männer	100/81 81/87

Demmel, Hagen & Aulhorn, 2010) und der *Lübecker Alkoholabhängigkeits- und -missbrauchs-Screening-Test* (LAST, Rumpf, Hapke & John, 2010) an. Der *Cannabis Use Disorders Identification Test* (CUDIT; Rist, Hölscher & Scherbaum, in Vorb.) und der *Severity of Dependence Scale* (Steiner, Baumeister & Krause, 2008) können hingegen eingesetzt werden, um cannabisbezogen Schwierigkeiten und Störungen zu erkennen. Einschränkend muss darauf hingewiesen werden, dass die Werte zur diagnostischen Effizienz stichprobenabhängig sind und keines der Instrumente im Kontext von psychosozialen Notfällen im deutschsprachigen Raum untersucht ist.

4 Versorgungskonzepte

4.1 Psychosoziale Notfallversorgung in Deutschland

Um die psychosoziale Unterstützung nach traumatischen Ereignissen in Deutschland zu verbessern, wurde ein Konsensusprozess vom Bundesamt für Bevölkerungsschutz und Katastrophenhilfe (BBK) zwischen Vertretern von Hilfsorganisationen, der Bundesländer und Interessengruppen angestrengt. In den erarbeiteten Empfehlungen zu Qualitätsstandards und Leitlinien (BBK, 2011) werden die Gesamtstruktur sowie alle präventiven Maßnahmen vor und nach einem Ereignis als Psychosoziale Notfallversorgung (PSNV) bezeichnet. Als Ziel der PSNV werden die Prävention und Früherkennung von psychosozialen Belastungsfolgen sowie die angemessene Unterstützung und Hilfe betroffenener Personen und Gruppen angesehen. Zielgruppen sind Opfer, Überlebende, Angehörige, Hinterbliebene, Zeugen und Vermissende der Allgemeinbevölkerung sowie Einsatzkräfte des Rettungsdienstes, der Feuerwehren, der Polizei, des Katastrophenschutzes, des Technischen Hilfswerkes und der Bundeswehr. Wie aus Abbildung 5 hervorgeht, setzt dies eine interdizplinäre, berufs- und organisationsübergreifende Zusammenarbeit voraus. Die gestufte Versorgungskette beginnt am Schadensort mit der sogenannten Psychischen Ersten Hilfe der Einsatzkräfte von Rettungsdiensten, Feuerwehren oder der Polizei. Unmittelbar im Anschluss erfolgt die psychosoziale Akuthilfe, die Maßnahmen umfasst, die dem hier vorgestellten Konzept der Psychologischen Ersten Hilfe entsprechen. Diese wird von PSNV-Anbietern geleistet, die in unterschiedlichen Einrichtungen und Institutionen integriert sein können (z. B. im Rettungsdienst, in Notfallambulanzen, Krisendiensten und Kriseninterventionsteams bzw. Beratungsstellen, in der Notfall- und

Definition der Psychosozialen Notfallversorgung

Ablauf der PSNV

Telefonseelsorge, in Einrichtungen des öffentlichen Gesundheitsdienstes, im Schuldienst, im arbeitsmedizinischen Dienst, in Feuerwehren, der Polizei, dem Technischen Hilfswerk oder anderen Hilfsorganisationen). Sie sind überwiegend ehrenamtlich oder im Rahmen ihrer dienstlich geregelten Aufgaben hauptamtlich tätig. Die psychosoziale Akuthilfe sollte auch die Weitervermittlung an psychosoziale Hilfen (z. B. Beratungsstellen, Selbsthilfegruppen) und heilkundlich Tätige (z. B. Psychologische Psychotherapeuten, Allgemeinärzte und Fachärzte) leisten können. Um die Vernetzung mit Maßnahmen zu fördern, die der psychosozialen Akuthilfe folgen, wurde eine Liste mit Kooperationspartnern und weiteren Hilfsangeboten in den Anhang aufgenommen (vgl. S. 89–93). Im interdisziplinären Austausch und in Qualitätszirkeln sollten lokal und regional wichtige Einrichtungen zusammengestellt werden, die während oder nach dem Einsatz kurz- bzw. mittelfristig medizinische, pflegerische, psychotherapeutische, psychosoziale, seelsorgerliche, materielle oder andere Hilfe für die Betroffenen anbieten können.

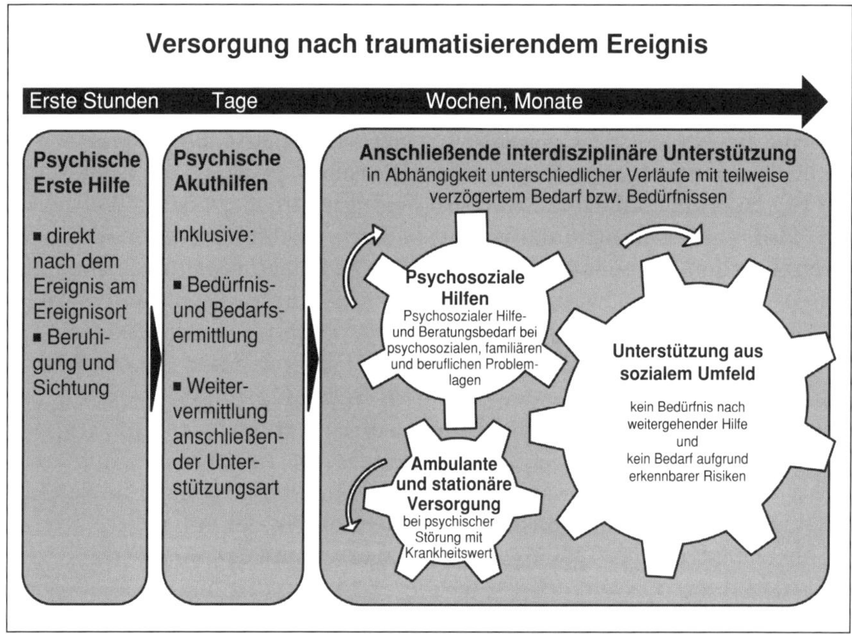

Abbildung 5: PSNV-Maßnahmen für Überlebende, Angehörige, Hinterbliebene, Zeugen und/oder Vermissende (orientiert an BBK, 2011, S. 23)

Strukturen der PSNV

PSNV-Kräfte werden üblicherweise über die Leitstelle bzw. Einsatzzentrale alarmiert. In den Qualitätsstandards und Leitlinien (BBK, 2011) werden unterschiedliche Tätigkeits- und Kompetenzprofile für PSNV-Kräfte am Einsatzort empfohlen. Sie sind mit unterschiedlichen operativen und administrativen Aufgaben betraut. Die noch darzustellenden psychosozialen Maßnahmen können von Kräften der psychosozialen Akuthilfe, speziell geschulten Einsatzkräften und m. E. den Leitern PSNV bzw. deren Assistenten eingesetzt werden. Gegenwärtig wird ein Verhältnis von Kräften der psychosozialen Akuthilfe zu betreuenden Personen von 1 : 8 bis 10 angenommen. Eine systematische Qualitätssicherung der Aus- und Fortbildung sowie eine Evaluation der Angebote sind bislang ausgeblieben.

Merke:

Ohne eine formale Beauftragung darf niemand am Einsatzort psychosoziale Maßnahmen durchführen. Weisungsbefugnisse und Unterstellungsverhältnisse müssen vorher klar und schriftlich geregelt sein.

Um die psychosoziale Notfallversorgung strukturell zu implementieren und den hohen Koordinierungsaufwand zu bewältigen, wurden ferner verschiedene Fachberater PSNV mit unterschiedlichen strategischen und administrativen Funktionen angeregt. Beispielsweise sollte ein Zuständiger für die PSNV in der Einsatzleitung gleichgestellt im operativen-taktischen Stab mitwirken, um schnell eine bedarfsgerechte PSNV-Struktur zu schaffen. Bei komplexen Gefahren- und Schadenslagen werden üblicherweise anlassbezogene Koordinierungsstellen (z. B. mit Pressestelle, Bürger-Hotline oder Personenauskunftsstelle) eingerichtet, die von einem Fachberater oder Leiter PSNV geplant, aufgebaut und koordiniert werden sollten.

Beispiel: Loveparade

Die in Deutschland bislang größte komplexe Schadenslage war das Unglück bei der Loveparade am 24. Juli 2010. Die PSNV wurde überwiegend von Notfallseelsorgern und Teams der Hilfsorganisationen geleistet. Ein konkretes Organigramm findet sich in Rieske (2011); die PSNV umfasste folgende Zuständigkeitsbereiche:

- Totenablage, Aussegnung, Verabschiedungen, Überbringung von Todesnachrichten.
- Vorbereitung von Gedenkveranstaltungen für Angehörige, Hinterbliebene und Einsatzkräfte und mehrere Treffen für Hinterbliebene und Verletzte.
- Bildung einer Koordinationsstelle mit Bürger-Hotline und Koordination bzw. Durchführung der Nachsorge.
- Betreuung des Unglücksortes (u. a. Kondolenzbuch, Tunnelkerze).
- langfristige Nachsorge (Vorbereitung des Jahrestages, Treffen der Verletzten).
- Beratung des operativen Stabs und Pressearbeit.

Zuständigkeiten für die PSNV

Die Psychosoziale Akuthilfe ist Teil der Daseinsvorsorge und liegt damit im Zuständigkeitsbereich der Landkreise, kreisfreien Städte und Stadtstaaten. In mehreren Bundesländern wurden inzwischen Landeszentralstellen PSNV eingerichtet, die der Koordinierung, Beratung und Vernetzung von Anbietern, der Etablierung und Sicherung von Qualitätsstandards und der anlassbezogenen Beratung und Unterstützung von Behörden dienen sollen. Da es keine gesetzliche Grundlage gibt, werden weiterhin die Struktur, das Angebot und die Qualitätsstandards der psychosozialen Notfallversorgung innerhalb der Länder bzw. Städte und Regionen erheblich variieren. Dem BBK ist die zentrale Koordinierungsstelle der Bundesregierung zur Nachsorge, Opfer- und Angehörigenhilfe (NOAH) angeschlossen, welche wohnortnah psychologische, seelsorgliche und ärztliche Unterstützung für Bundesbürger und ihre Angehörigen nach Unglücken und Trauerfällen im Ausland vermittelt. Eine umfangreiche Linksammlung in den Bereichen Katastrophenschutz, Zivilschutz und Notfallvorsorge findet sich auf der Internet-Seite des deutschen Notfallvorsorge-Informationssystem (deNIS; http://www.denis.bund.de).

4.2 Mehr-Ebenen-Modell zur Prävention von Traumafolgestörungen

Basierend auf dem Trichtermodell sind unterschiedliche Bedürfnisse der Zielgruppen und Bedarfe an psychosozialer Notfallversorgung zu erwarten. Angelehnt an den Vorschlag des „Commitée on Prevention of Mental Disorders“ des National Instituts of Medicine der USA (Muňos, Mrazek & Haggerty, 1996) können Maßnahmen zur universellen, selektiven, indizierten und sekundären Prävention zugeordnet werden.

4.2.1 Universelle Prävention

Informationsmaterial für die Allgemeinbevölkerung und Multiplikatoren

Die überwiegende Mehrheit der Bevölkerung schafft es, sich nach einem traumatischen Ereignis selbst zu regulieren und benötigt daher keine psychologische Unterstützung. Sie beurteilt jedoch schriftliche Informationen über typische Erlebnisprozesse, Bewältigungsstrategien und Betreuungsangebote als sehr hilfreich (deWolfe, 2000). Daher sollten leicht zugängliche und verständliche Informationen für verschiedene Zielgruppen in der Allgemeinbevölkerung (z. B. Betroffene, Angehörige, Multiplikatoren) zur Verfügung gestellt werden. Die Psychotherapeutenkammer Niedersachsen (PKN, 2006) stellt dazu Informationsmaterialien des National Child Traumatic Stress Network (NCTSN) und des National Center for Posttraumatic Stress Disorder (NCPTSD) im Internet kostenfrei bereit (http://www.pknds.de/37.0.html). Die Materialien sind didaktisch aufgearbeitet und liegen in verschiedenen Sprachen (deutsch, englisch, türkisch, russisch, italienisch) vor. Sie sollten auch während der Psychologischen Ersten Hilfe verwendet werden. Im folgenden Kasten werden die Inhalte der Materialien zusammengefasst.

Informationsmaterialien für die psychosoziale Notfallversorgung:

Die Informationsmaterialien sollen die auftretenden Beschwerden normalisieren, erste Bewältigungsschritte zielgruppenspezifisch anregen und die Maßnahmen der nachfolgenden Versorgungsebenen verknüpfen:

- Hinweise zur Förderung der sozialen Unterstützung.
- Hinweise zur Unterstützung von Kleinkindern, Vorschulkindern, Schulkindern und Jugendlichen.
- Informationskärtchen, die am Einsatzort von Polizei, Einsatz- oder psychosoziale Helfer an Opfer, Angehörige, Zeugen verteilt werden.
- Hinweise für Berufsgruppen in der medizinischen Primärversorgung.
- Hinweise zu typischen Beschwerden nach belastenden Ereignissen.

4.2.2 Selektive Prävention

Anregungen für Berufsgruppen

Bei Personengruppen, die häufig im Rahmen ihres Berufes mit potenziell traumatischen Ereignissen direkt oder als Zeugen konfrontiert werden (u. a. Polizei, Feuerwehr, Rettungspersonal) sind spezifischere Maßnahmen indiziert. Im Vergleich zur Allgemeinbevölkerung dürfte zwar die psychische Robustheit dieser Gruppen durch Selektionsprozesse und Training höher ausfallen. Allerdings gibt es auch während der beruflichen Tätigkeit Ereignisse, die als besonders belastend bewertet werden (z. B. Bergung von toten Kindern, Suizid eines Kollegen; vgl. Teegen, 2003, für eine Übersicht). Daher benötigen diese Personen detaillierte Informationen über Stressreaktionen, psychische Störungen sowie formelle Abläufe nach einem Einsatz (z. B. Meldepflicht, Versorgungsanspruch gegenüber Unfallversicherung). Während der Aus-, Fort- und Weiterbildung sollten insbesondere moralische Dilemmata im Einsatzgeschehen diskutiert werden. Verbreitete Stereotype über psychische Störungen und deren Behandlung sollten aufgegriffen und durch evidenzbasiertes Wissen ersetzt werden. Außerdem erscheint ein Stressbewältigungstraining indiziert, was die Simulation von typischen belastenden Ereignissen während des Einsatzes beinhaltet.

Eine gute Vorbereitung auf Einsätze sowie eine gezielte Personalführung am Einsatzort konnten einen Beitrag zur Reduktion von Beschwerden und Fehlzeiten nach dem Einsatz leisten (Alexander & Wells, 1991). Für Großschadens- und Katastrophenlagen wurden bereits Organisationsrichtlinien entwickelt, die der Entwicklung einer ABS entgegen wirken sollen (deWolfe, 2000). Diese Richtlinien sind im folgenden Kasten zusammengefasst.

Wesentliche Bestandteile von Organisationsrichtlinien:
• Klare Zielsetzung und Absprachen zwischen beteiligten Organisationen. • Training, Orientierung und Einweisung aller Mitarbeiter. • Einsatz von 2-Personen-Teams mit regelmäßiger Rotation. • Schichtdauer von 12 Stunden mit jeweils 12-stündiger Unterbrechung. • Tägliche (positive) Rückmeldung. • Betreuung durch psychotraumatologisch geschulte Experten (Überwachung der Funktionsfähigkeit, Praxisbegleitung). • Formale Beendigung des Einsatzes mit Würdigung der Arbeit und Möglichkeit der Kritik. • Demobilisierung und Reintegration in die normale Arbeit.

4.2.3 Indizierte Prävention

Nach einem potenziell traumatischen Ereignis können Beschwerden entstehen, die zwar die Kriterien einer psychischen Störung noch nicht erfüllen, psychosoziale Maßnahmen aber indizieren, die der Entwicklung einer Traumafolgestörung entgegen wirken. Für die psychosoziale Unterstützung werden von einer internationalen Expertenkommission (Hobfoll et al., 2007) fünf Prinzipien empfohlen, die in Tabelle 9 zusammengefasst sind.

Tabelle 9: Fünf Prinzipien der Psychologischen Ersten Hilfe

Fünf Prinzipien der Psychologischen Ersten Hilfe

Prinzipien	Beispiele
1. Sicherheit, soweit es real möglich ist, fördern.	– An einen sicheren Ort bringen – Den Fokus der Wahrnehmung auf Sicherheit und Bewältigung lenken – Ereignisbezogenen Medienkonsum und das Gespräch über traumaassoziierte Inhalte begrenzen – Angemessene Berichterstattung initiieren
2. Beruhigen und entlasten.	– Aktiv Probleme am Einsatzort angehen – Information über Angehörige und Freunde direkt geben – Medien zur Informationsvermittlung über mögliche altersangemessene Reaktionen und Bewältigungsschritte nutzen
3. Selbstwirksamkeit und Kontrolle der Einzelpersonen bzw. in der Gruppe fördern.	– In Entscheidungen einbinden – Nicht betroffene Personen und deren psychosoziale und materielle Unterstützung nutzen – Gemeinsame Aktivitäten in der Gemeinde initiieren und fördern – Altersangemessene Aufgaben Kindern und Jugendlichen geben

Tabelle 9: Fortsetzung

Prinzipien	Beispiele
4. Kontakt und Anbindung fördern.	– Kontakt zu nahe stehenden Personen wiederherstellen – Kinder ihren Eltern bzw. anderen nahe stehenden Personen zuführen – Gruppen von Betroffenen bilden lassen
5. Das Gefühl von Hoffnung stärken.	– Wiederherstellung eines geregelten Lebens, auch wenn es noch provisorisch erscheint – Psychosoziale Beratungsstellen kontaktieren – Rechtliche Vertretungen organisieren – Politiker, Leitende und gesellschaftlich anerkannte Personen einbinden

Diese Prinzipien dienen der Handlungsorientierung im direkten Kontakt mit den Betroffenen und im Umgang mit der betroffenen Gemeinde bzw. Bevölkerungsgruppe. Sie lassen sich bei unterschiedlichen Zielgruppen, Rahmenbedingungen und Szenarien von unterschiedlichen medizinisch-psychosozialen Helfern flexibel realisieren. Ihnen sind noch darzustellende Handlungsanleitungen und Interventionen der Psychologischen Ersten Hilfe zugeordnet.

IT-gestütztes Notfallplanungssystem

Geht man davon aus, dass gerade die belasteten Personen unter den Betroffenen durch das übliche Gesundheitssystem nicht ausreichend versorgt werden können (z. B. in Folge der hohen Anzahl von Opfern und ihren Angehörigen, der üblichen Wartezeit von mehreren Monaten bzw. fehlender ortsnaher Behandler), sollten die Maßnahmen der indizierten Prävention mit behandelnden Einrichtungen vorher eng vernetzt werden. Dies lässt sich beispielsweise durch ein IT-gestütztes Notfallplanungssystem gewährleisten (Paternoster & Kröger, 2011).

4.2.4 Sekundäre Prävention

Empfohlene symptomorientierte Behandlungsmanuale

Werden die Kriterien einer psychischen Störung erfüllt und ist keine schnelle Remission zu erwarten, kann eine psychotherapeutische Behandlung indiziert sein. Wenn nicht Hindernisse (z. B. Versicherungsfragen, Trauerreaktion, komorbide körperliche Erkrankungen) vorrangig zu klären bzw. zu behandeln sind, sollte eine störungsspezifische Diagnostik erfolgen. Für die ABS und für die akute PTBS haben sich traumafokussierende, kognitiv-behaviorale Verfahren in Studien verschiedener Arbeitsgruppen als effektiv erwiesen (Roberts, Kitchiner, Kenardy & Bisson, 2009). Insbesondere eine störungsspezifische, manualisierte Kurzzeittherapie hat sich bei Erwachsenen mit ABS bewährt (Kröger, Ritter & Bryant, 2012). Kognitiv-behaviorale Verfahren können auch bei akuter Depression (Hautzinger, 2010) und komplizierter Trauerreaktion (Znoj, 2004) indiziert sein. Bei schädlichem Substanzkonsum wird hingegen eine motivationale Gesprächsführung empfohlen (Miller & Rollnick, 2005). Bei Kindern und Jugendlichen wird ein multimodaler Ansatz favorisiert, der die Eltern einbezieht (z. B. Cohen, Mannarino & Deblinger, 2009, für die Behandlung der PTBS; Groen & Petermann, 2011, für die Behandlung depressiver Störungen).

5 Intervention

5.1 Frühinterventionen in der Kritik

Vom eigenen Mitgefühl für Betroffene geleitet, erwartet die Öffentlichkeit eine frühe und professionelle Hilfestellung, um gegebenenfalls eine größere Beeinträchtigung zu verhindern. Unterstützt wird diese Vorstellung durch das medizinische Paradigma, nach einem Notfall medizinische Maßnahmen zeitnah und teilweise mit hohen Kosten einzuleiten.

5.1.1 Wie schadet die Aufklärung über mögliche Beschwerden den Betroffenen?

Vor oder nach einem traumatischen Ereignis werden häufig Informationen zu posttraumatischen Beschwerden und ihre Bewältigung angeboten. Allerdings sind die Wirksamkeit und Wirkungsweise der unterschiedlichen psychoedukativen Maßnahmen wenig empirisch untersucht. Wenn auch der Anspruch besteht, über Risiken und Störungen mit Krankheitswert aufzuklären, sind derartige Maßnahmen nicht unumstritten (vgl. die kontroversen Beiträge in *Psychiatry*, 2008, 71/4). Inzwischen gibt es Hinweise, dass eine ausführliche Informationsgabe im Anschluss eines Ereignisses zu einer höheren Symptomausprägung führen kann. Beispielsweise stellte sich heraus, dass Opfer von Verkehrs- und Arbeitsunfällen bzw. Überfällen eine höhere Ausprägung von depressiven Symptomen berichteten, wenn sie ausführliche Informationen über mögliche Reaktionen und Hilfestellungen in schriftlicher Form erhielten (Turpin, Downs & Mason, 2005). In der Kontrollgruppe fand sich zudem eine höhere Rate remittierter Fälle selbstberichteter PTBS-Symptome (50 % vs. 20 %). Möglicherweise führte die Aufmerksamkeitslenkung auf die Symptomatik zu anhaltenden Beobachtungen und Grübelprozessen, die zur Aufrechterhaltung beitragen. In einer weiteren Studie der gleichen Arbeitsgruppe (Bugg, Turpin, Mason & Scholes, 2009)

Schaden durch Psychoedukation

wurde die schriftliche Informationsvermittlung in einer Gruppe durch die Aufgabe ergänzt, dreimal 20 Minuten über Gefühle und Gedanken in Zusammenhang mit dem Ereignis und seinen Auswirkungen zu schreiben. Obwohl beide Gruppen die Broschüre sowie die Schreibaufgabe positiv bewerteten, zeigte sich ca. 6 Monate nach dem traumatischen Ereignis kein Unterschied zwischen den Gruppen in der depressiven und posttraumatischen Symptomatik. Beide Gruppen berichteten von einer moderaten Ausprägung.

Merke:

Bei der Verbreitung von Informationen ist sehr auf das Ziel (Stärkung der Resilienz, Vorbereitung auf Interventionen), die Zielgruppe (z. B. Eltern, Patienten, Feuerwehrleute), den Zeitraum vor und nach dem Ereignis sowie die Darstellung der Inhalte zu achten. Zu einem frühen Zeitpunkt sollten kurze Informationen mit dem Ziel gegeben werden, Beschwerden zu normalisieren. Detaillierte Information benötigen nur Patienten mit ABS bzw. PTBS sowie spezifische Berufsgruppen, die regelmäßig potenziell traumatischen Ereignissen ausgesetzt sind.

Auch wenn die psychoedukativen Maßnahmen (z. B. in Gruppen, Broschüren im Internet) ökonomisch erscheinen, sollten in einer gestuften Versorgung immer auch Interventionen für Risikopersonen und -gruppen vorgesehen sein, die personal- und damit kostenintensiver sind. So sollten beispielsweise Schreibaufgaben therapeutisch begleitet werden, was über neue Kommunikationsmedien inzwischen erheblich erleichtert wird.

5.1.2 Was lernen wir von der „Debriefing-Debatte"?

Definition und Beschreibung

Das Critical Incident Stress Management (CISM) wurde ursprünglich für Einsatzkräfte im Rettungswesen entwickelt, die häufig potenziell traumatischen Ereignissen ausgesetzt sind. Es besteht aus verschiedenen Bausteinen (u. a. Stressprävention vor dem Einsatz, Einsatzbegleitung bzw. -abschlüsse, Einzelberatung, Einsatznachbesprechung). Angestrebt wird, die psychischen Auswirkungen eines belastenden Einsatzes zu reduzieren und einer PTBS bzw. anderen Folgestörungen vorzubeugen (Mitchell & Everly, 1993). Bekannt geworden ist der Baustein der Einsatznachbesprechung („Critical Incident Stress Debriefing", CISD, oder „Psychological Debriefing" mit einem ähnlichen Konzept, beides häufig kurz „Debriefing" genannt). Diese Gruppenintervention wird am Arbeitsplatz durch ausgebildete Angehörige der Berufsgruppe (sogenannte „Peers") oder kooperierende psychosoziale Helfer ca. 24 bis 72 Stunden nach dem Einsatz angeboten und folgt einem semistrukturierten Ablauf (vgl. z. B. Appel-Schumacher & Helmes, 2004).

Beispiel für den Ablauf des „Critical Incident Stress Debriefing“ im Gruppenformat:

1. Einführung (z. B. Ziel der Gruppensitzung und Zuständigkeiten im Einsatz benennen).
2. Fakten über das Ereignis und den Einsatz geben und gegebenenfalls sammeln.
3. Gedanken über das Ereignis von jedem äußern lassen.
4. Gefühle aktivieren, insbesondere negativer Ausprägung.
5. Psychische Auswirkungen der Einsatzerfahrung.
6. Vermittlung von Informationen über mögliche Auswirkungen.
7. Abschlussphase.

Diese Intervention wird in Institutionen mit Sicherheitsauftrag, der Bundespolizei und -wehr sowie zivilen Hilfsorganisationen häufig eingesetzt. Inzwischen wurde das Verfahren auch bei zivilen Bevölkerungsgruppen aller Altersstufen angewendet.

Empirische Hinweise

Im Kontrast zur Verbreitung des Verfahrens steht die empirische Grundlage nach über 20-jähriger Forschung. Insgesamt gibt es zwar eine Vielzahl von Studien zum ursprünglichen Gruppenformat, doch lassen die methodischen Mängel (u. a. unvollständige Beschreibungen der Intervention bzw. der Teilnehmerzahlen vor, während und nach der Intervention, keine Zufallszuweisung der Teilnehmer bzw. ungleiche Ausgangsbedingungen, Evaluation ausschließlich anhand von Selbstbeurteilungsinstrumenten) keine Schlussfolgerungen zu (Litz, Gray, Bryant & Adler, 2002; Tuckey, 2007, für einen Überblick). Bislang liegt nur eine randomisierte, kontrollierte Studie mit US-amerikanischen Soldaten nach dem Einsatz im Kosovo vor (Adler et al., 2008). Die Soldaten bewerteten zwar das CISD positiver als das zum Vergleich angebotene Stressmanagement. Allerdings wurden keine Unterschiede in den posttraumatischen und depressiven Beschwerden berichtet. Für die Soldaten, die durch mehrere Ereignisse während des Einsatzes exponiert wurden und CISD erhielten, ergab sich im Vergleich zur Gruppe mit Stressmanagement eine geringere posttraumatische Symptomatik, aber auch ein höherer Alkoholkonsum. Die Effekte sind so klein, dass hieraus keine Konsequenzen für die Anwendung bei Berufsgruppen mit hoher Einsatzbelastung gezogen werden können. Wenn auch CISD oder andere Formen des Debriefings keinen präventiven Effekt zeigen konnten, werden derartige Gruppeninterventionen als strukturierter Abschluss eines belastenden Einsatzes von den betroffenen Berufsgruppen positiv bewertet. Die Würdigung der geleisteten Arbeit seitens der Institution und der Übergang in den zivilen und beruflichen Alltag werden von den Betroffenen sehr geschätzt.

Kein präventiver Effekt von CISD und anderen Formen des „Debriefings“

In Metaanalysen (Mitte, Steil & Nachtigall, 2005; Rose, Bisson, Wessely & Churchill, 2005) wurden randomisiert-kontrollierte Studien eingeschlossen, die überwiegend Primärtraumatisierte der Allgemeinbevölkerung in

„Debriefings“ im Einzelsetting untersuchten. Eine Verbesserung der Symptomatik konnte kurz- und mittelfristig nicht nachgewiesen werden. Dies gilt auch für Kinder bzw. Jugendliche, die Opfer eines Verkehrsunfalls geworden sind und eine strukturierte Einzelsitzung ca. vier Wochen später erhielten (Stallard et al., 2006). Im Vergleich zur Kontrollgruppe ergaben sich keine Unterschiede hinsichtlich der Rate der PTBS und anderer symptombezogener Maße nach 8 Monaten.

Bei Opfern der Allgemeinbevölkerung gibt es Hinweise auf Schädigungen!

Bei zivilen Opfern stellte sich sogar heraus, dass höher belastete Personen von „Debriefings“ in Einzelsitzungen Schaden nehmen können (Bisson, Jenkins, Alexander & Bannister, 1997; Mayou, Ehlers & Hobbs, 2000). Beispielsweise verblieben in der Studie von Mayou und Kollegen (2000) bei behandelten Personen mit ausgeprägter posttraumatischer Symptomatik nach 3 Jahren die Beschwerden auf einem hohen Niveau. Unbehandelte Personen mit gleicher hoher Ausgangsbelastung remittierten und glichen sich den gering Belasteten an. Bei dem Vergleich der Wirkung zweier Elemente des Debriefings, „Informationsvermittlung“ versus „Gefühlsaktivierung“, unterschieden sich nach 6 Monaten erwartungsgemäß die Interventionsgruppen nicht von einer unbehandelten Kontrollgruppe (Sijbrandij, Olff, Reitsma, Carlier & Gerson, 2006). Für Betroffene hingegen, die zu Beginn stärker ausgeprägte Symptome der Übererregung berichteten und in die Bedingung mit „Gefühlsaktivierung“ eingeschlossen wurden, zeigte sich eine höhere Ausprägung posttraumatischer Symptome 6 Wochen nach der Intervention, was auf eine langsamere Remission hinweist.

Merke:

Die Hinweise auf Schädigungen oder eine verlangsamte Erholung in Folge psychosozialer Interventionen werden gegenwärtig auf drei Prozesse zurückgeführt (Bryant, 2003a; Ehlers & Clark, 2003; McNally, 2003; Shalev, 2002): (1) Der natürliche Heilungsverlauf wird durch die Intervention gestört, indem möglicherweise die Vermeidung als kurzfristig adaptive Strategie durchbrochen wird, aber die Angstreduktion (Habituation) und die gedanklichen Veränderungen in der knappen Zeit einer einmaligen psychosozialen Intervention sich nicht einstellen können. (2) Erst aus der sozialen Etikettierung als „hilfebedürftig“, welche durch das Eingreifen von professionellen Helfern befördert wird, verschiebt sich die Aufmerksamkeit langfristig auf aktuelle Beschwerden und stellen sich negative Annahmen über die Selbstwirksamkeit ein. (3) Die Speicherung in das Gedächtnis wird durch die zusätzliche Aktivierung der bereits hohen Erregung behindert. Teile des Gehirns werden während der Informationsvermittlung überfordert, insbesondere die Zusammenarbeit der Amygdala mit dem Hippocampus und dem Langzeitgedächtnis ist betroffen.

Bedenken aus der Praxis

Mehrere internationale Expertengruppen haben inzwischen von dieser Intervention abgeraten (z. B. ACPMH, 2007; Bisson et al., 2010; NICE, 2005). Angesichts der chaotischen Zustände nach einer komplexen Schadens- oder

Gefahrenlage oder einer Katastrophe bestehen auch Bedenken hinsichtlich der Durchführung. Im Gruppenformat besteht die Gefahr, dass bereits belastete Personen durch Informationen anderer Teilnehmer zusätzlich sensibilisiert werden. Werden Einzelgespräche, wie im CISM eigentlich vorgesehen, im Alltag nicht angeboten, bleiben die Personen mit Risikofaktoren allein. Von den Expertengruppen wird außerdem die Bereitschaft, sich auf eine zeitlich und emotional aufwendige, strukturierte Intervention einzulassen, für die Mehrheit der Bevölkerung als zu gering eingeschätzt. Diese suchen kurzfristige und praktische Hilfen bei einer Vielzahl an Problemen.

5.2 Psychologische Erste Hilfe

Psychologische Erste Hilfe ist modular, altersangemessen, kultursensitiv und flexibel

Die Psychologische Erste Hilfe (PEH) ist ein modularer Ansatz, um Kindern, Jugendlichen, Erwachsenen und Familien in der Zeit unmittelbar nach einem traumatischen Ereignis helfen zu können. Das Ziel der PEH besteht darin, die Belastung zu reduzieren, bei gegenwärtigen Bedürfnissen zu helfen und adaptives Verhalten kurz- und mittelfristig zu begünstigen. Die Maßnahmen werden bei Betroffenen der Allgemeinbevölkerung und Einsatzkräften eingesetzt. Der Ansatz berücksichtigt Besonderheiten einzelner Bevölkerungsgruppen (z. B. Menschen mit geistiger Behinderung oder Migrationshintergrund) und gilt als flexibel und kultursensitiv. Ein Überblick über den gestuften Ablauf wird im folgenden Kasten gegeben (vgl. auch die Karte „Kernelemente der Psychologischen Ersten Hilfe“ im Anhang des Buches).

Überblick über die Psychologische Erste Hilfe:

1. Kontakt angemessen herstellen.
2. Kurzfristig für Sicherheit und Wohl sorgen.
3. Stabilisieren, wenn notwendig.
4. Momentane Bedürfnisse und Sorgen kennenlernen.
5. Praktische Hilfe anbieten.
6. Soziale Unterstützung aufbauen.
7. Informationen zur Bewältigung der Ereignisse geben.
8. Kontakt zu gemeinnützigen Angeboten und psychosozialer Versorgung herstellen.

PEH ist für den Einsatz in unterschiedlichen Situationen entwickelt worden. PSNV-Kräfte werden möglicherweise an Sammelstellen, Betreuungsplätzen und -stellen, mit Einschränkung an Behandlungsplätzen und Totenablagen, eingesetzt. Sie können aber auch zu Notunterkünften, Feldlazaretten, Hotlines und Bürgertelefonen, häuslichen Unglücken, Arbeitsunfällen, Schulen oder anderen Einrichtungen der Gemeinde gerufen werden.

Merke:

Bevor Sie in den Einsatz fahren, überprüfen Sie, ob Sie hilfreiche Materialien eingepackt haben. Eine Checkliste findet sich im Anhang des Buches auf der Karte „Checkliste für hilfreiche Materialien". Vergewissern Sie sich der fünf Prinzipien der Psychologischen Ersten Hilfe. Während der Gespräche im Einsatz können Sie Ihre Ziele mit Hilfe der genannten Karte überprüfen.

5.2.1 Kontakt angemessen herstellen

Der erste Kontakt mit Betroffenen sollte in einer respektvollen und mitfühlenden Art erfolgen, die die Bereitschaft erhöht, weitere Hilfsangebote zukünftig anzunehmen. Bevor aber der direkte Kontakt gesucht wird, sollten PSNV-Kräfte sich vergegenwärtigen, wo und mit wem sie zusammentreffen werden. Hinweise auf ethnische, kulturelle oder religiöse Besonderheiten sollten bereits vor dem Eintreffen am Einsatzort vorliegen. PSNV-Kräfte sollten sich am Einsatzort zu Beginn immer einen Überblick verschaffen: Beim Betreten der Privatsphäre (z. B. Marienstatue und andere Devotionalien, Wandteppiche mit Ornamenten) und bei der Kontaktaufnahme (z. B. Kleidung, Schmuck, religiöse Insignien) ergeben sich meist Hinweise auf religiös-kulturell geprägte Personen. Leider werden auch Kinder und Jugendliche häufiger übersehen. Wenn Erwachsene und Eltern vom Geschehen absorbiert werden, vernachlässigen diese leicht ihre Kinder und deren Aufsicht. Daher sollte auch auf Hinweise auf Kinder und Jugendliche geachtet werden, die momentan nicht sichtbar bzw. anwesend sein können.

Informationen vor dem Einsatz einholen und Überblick verschaffen!

Wenn mehrere Personen gleichzeitig betroffen sind, sollte der Kontakt zu möglichst vielen Personen gesucht werden. Selbst ein kurzer Blick, der Interesse und ruhige Besorgnis vermittelt, kann Personen beruhigen und denen helfen, die sich überwältigt oder verwirrt fühlen. Ist der Zusammenhalt der Familie oder der religiös-kulturell geprägten Gemeinschaft stark, werden Betroffene häufig zeitnah durch andere Familienangehörige, Nachbarn und Freunde nach einem Ereignis aufgesucht. Wird dadurch eine medizinische oder psychosoziale Versorgung behindert, sollte eine Ansprechperson (z. B. Familienoberhaupt, männlicher Erwachsener) gewonnen werden, die notwendige Informationen und Instruktionen der Gruppe zu vermitteln.

Mit Gruppen umgehen

Die überwiegende Mehrheit der Menschen – unabhängig ihres ethnischen, kulturellen oder religiösen Hintergrunds – bewertet ein unterstützendes Gespräch im Kontext eines Unglücks als hilfreich. Bei der Kontaktaufnahme zu einer gegengeschlechtlichen Person mit anderem, nicht westeuropäischen Hintergrund ist allerdings sicherzustellen, dass ein Gespräch mit den Geschlechterstereotypen und sozial-familiären Normen der Betroffenen

Vorsicht: Geschlechterstereotype und soziale Normen!

vereinbar ist. Sind Frauen oder Mädchen betroffen, kann es geboten sein, eine Vertrauensperson hinzu zu bitten. Wird ein betroffener Mann oder Junge von einer weiblichen PSNV-Kraft angesprochen, kann es im Einzelfall dazu kommen, dass die Ansprache ignoriert oder gar mit aggressivem Verhalten beantwortet wird. Der Hinweis auf das Außergewöhnliche der Situation, die ein Abweichen von dem ansonsten üblichen Verhalten verlangt, kann im Einzelfall die Möglichkeit eines Gesprächs eröffnen; eine Ablehnung ist aber selbstverständlich zu akzeptieren. Wenn es auch in der Praxis häufig nicht realisierbar ist, bleibt es ferner zu empfehlen, dass PSNV-Kräfte beider Geschlechter schnell am Einsatzort hinzugezogen werden können. In einigen Großstädten (z. B. Berlin, Köln) hat sich eine interreligiöse bzw. muslimisch orientierte, psychosoziale Notfallversorgung entwickelt, die allerdings in bevölkerungsärmeren Regionen und Ländern nicht gewährleistet werden kann.

Merke:

Die Art und das Ausmaß von körperlichem oder persönlichem Kontakt, der als angemessen betrachtet wird, können von Person zu Person und zwischen verschiedenen Kulturen und sozialen Gruppen variieren. Beispiele dafür sind der Abstand zwischen Personen, Blickkontakt oder Berührungen, besonders bei Personen des anderen Geschlechts. Solange Sie mit der Kultur eines Opfers, Überlebenden, Angehörigen, Hinterbliebenen, Zeugen, Vermissenden nicht vertraut sind, sollten Sie nicht zu nah auf jemanden zugehen, keinen anhaltenden Blickkontakt herstellen, oder jemanden berühren. Sie sollten bei den Betroffenen nach Hinweisen für die Bedürfnisse des „persönlichen Raums" suchen. Wenn Sie mit Gruppen oder Familien arbeiten, sollten Sie herausfinden, wer der Wortführer ist und zunächst nur diese Person ansprechen.

Umsichtig Kontakt aufnehmen

Nach der Vorstellung der eigenen Person (Name und Funktion) ist höflich um eine Erlaubnis für ein Gespräch zu bitten. Ein gewisser Grad an Privatsphäre ist herzustellen (z. B. sich abseits stellen und setzen), um anschließend zu erfragen, ob es irgendein dringendes Problem gibt, dass unverzüglich Aufmerksamkeit verlangt (z. B. Hörgerät und Gehhilfen besorgen). Unmittelbare medizinische Probleme haben die höchste Priorität (z. B. Schock, Krampfanfall, Delir, Eigengefährdung).

Ist eine Verständigung in einer gemeinsamen Sprache nicht möglich, müssen geeignete Personen herangezogen werden, um wesentliche Inhalte zu dolmetschen. Dabei ist darauf zu achten, dass Betroffene weiterhin direkt angesprochen werden. Kurze Sätze, einfache Sprache und Pausen erleichtern den Übersetzungsprozess. Allerdings ist damit zu rechnen, dass weder Inhalte, noch Bedeutungen vollständig übermittelt werden. Daher sind Gestik und Mimik bewusst einzusetzen, um Betroffenen Sicherheit und Ruhe zu vermitteln.

Wenn zu Kindern oder Jugendlichen sowie zu Menschen mit einer geistigen Behinderung Kontakt aufgenommen wird, ist es üblich, zuerst Kontakt mit einem Elternteil oder einem begleitenden Erwachsenen herzustellen, um die eigene Funktion zu erklären und um Erlaubnis zu bitten. Wenn mit einem belasteten Kind gesprochen wurde, wenn kein Erwachsener anwesend war, sollten sobald wie möglich ein Elternteil oder eine Bezugsperson von dem Gespräch informiert werden.

In Augenhöhe mit einem Kind sprechen

Bei jüngeren Kindern sollten Erwachsene immer in Augenhöhe mit dem Kind sprechen. Stoffpuppen, Kuscheltücher oder Einweghandschuhe mit gemaltem Gesicht können dabei ein Medium sein, welche die Kontaktaufnahme zu jüngeren Kindern erleichtern. Bei stark verängstigten Kindern bietet es sich an, zuerst die Puppe mit den umstehenden Personen sprechen zu lassen, um anschließend das betroffene Kind in ein Gespräch zu involvieren.

Ein Beispiel für die Kontaktaufnahme mit Erwachsenen:

> „Hallo. Mein Name ist … Ich arbeite für … Ich gehe herum und schaue, wie es den Menschen geht und ob ich ihnen irgendwie helfen kann. Wäre es in Ordnung, wenn ich ein paar Minuten mit Ihnen sprechen würde? Darf ich fragen, wie Sie heißen? Frau Bode, bevor wir uns unterhalten, brauchen Sie sofort etwas, vielleicht ein Glas Wasser oder Saft?“

Mit Jugendlichen und Kindern kann folgendermaßen Kontakt aufgenommen werden:

> „Und das ist Ihre Tochter? (Auf die Augenhöhe des Kindes begeben, lächeln und das Kind begrüßen, indem Sie seinen/ihren Namen benutzen und behutsam mit ihm/ihr sprechen.) Hallo Lisa, ich bin … und ich bin hier, um zu versuchen, dir und deiner Familie zu helfen. Brauchst du im Augenblick etwas? … Da drüben gibt es Wasser bzw. Saft und wir haben ein paar Decken und Spielzeug in diesen Kisten.“

Körperkontakt kann bei Betroffenen eine beruhigende Wirkung haben. Das Angebot, die Hand der PSNV-Kraft festzuhalten, ist dabei ein behutsamer Weg, der dem Betroffenen die Entscheidung überlässt. Wenn Berührungen an der Hand oder Schulter von der PSNV-Kraft ausgehen, sollten sie Betroffenen angekündigt werden. Beispiel für die Förderung der Selbstwirksamkeit trotz Schmerzen:

> „Ich muss dein Bein in eine Schiene legen, damit wir dich gleich zum Rettungswagen transportieren können. Das Schienen wird weh tun, aber ich werde zusehen, dass es schnell geht. Du kannst mich hier ans Bein anfassen und feste drücken, wenn es schmerzt. Dann bekomme ich deine Schmerzen mit!“

Bei Menschen mit geistiger Behinderung sollten eine einfache Sprache mit kurzen Sätzen und anschließenden Pausen verwendet werden. Bei der Exploration kann es hilfreich sein, geschlossene Fragen zu stellen und gegebenenfalls Satzanfänge vorzugeben. Mit einer teilweise erheblich langsameren Verarbeitung der sprachlichen Inhalte ist zu rechnen, die Geduld und Ruhe erforderlich macht.

Manche Personen mögen Hilfe nicht sofort in Anspruch nehmen, profitieren aber später davon. Es kann eine Weile dauern, um wieder ein gewisses Maß an Sicherheit, Zuversicht und Vertrauen zu erlangen und eine fremde Person zu akzeptieren. Daher sollten PSNV-Kräfte ansprechbar bleiben. Wenn eine Person das Hilfsangebot klar ablehnt, sollte diese Entscheidung respektiert werden. Allerdings kann darauf aufmerksam gemacht werden, wie Mitarbeiter der psychosozialen Notfallversorgung später kontaktiert werden können.

5.2.2 Kurzfristig für Sicherheit und Wohl sorgen

Unmittelbar nach einem Ereignis ist ein wesentliches Ziel, das Gefühl von Sicherheit sowie körperliches und psychischen Wohlbefinden wiederherzustellen. Damit soll auch signalisiert werden, dass das potenziell traumatische Geschehen beendet wird bzw. bereits beendet ist.

5.2.2.1 Körperliche Sicherheit umgehend gewährleisten

Gefahren ausräumen und Hilfsmittel zur Verfügung stellen

Betroffene Personen und Familien sollten so sicher wie möglich sein. Dazu muss möglicherweise das direkte Umfeld neu organisiert werden. Vor allem müssen Scherben, scharfkantige Gegenstände und Möbel, verschüttete Flüssigkeiten, Waffen und andere Objekte, die dazu führen könnten, dass Personen stolpern, stürzen oder sich verletzen, entfernt werden. Brillen, Gehhilfen oder andere Hilfsmittel sollten Personen wiedergegeben bzw. zur Verfügung gestellt werden. Möglicherweise benötigen Senioren oder Menschen mit geistiger Behinderung praktische Hilfe (z. B. Hilfe beim Anziehen und bei Mahlzeiten), besondere Fürsorge (z. B. bei der Hygiene oder Pflege von Wunden) oder regelmäßig einzunehmende Medikamente. Da Kinder schnell auskühlen, dehydrieren und hungern, ist immer für angemessene Wärme, Getränke und Nahrungsmittel (z. B. Babynahrung und Laktose freie Nahrung) zu sorgen. Kinder sollten beaufsichtigt werden und in einer sicheren Umgebung spielen können.

Merke:

Falls es zahlreiche Personen mit besonderen Bedürfnissen gibt, sollte eine Liste erstellt werden, so dass regelmäßig nach diesen Personen gesehen und eine Informationsübergabe besser gewährleistet werden kann.

5.2.2.2 Informationen über Hilfsmaßnahmen geben

Informationen geben

Wenn Betroffene in der Lage zu sein scheinen, zu hören und kurze Erklärungen verstehen zu können, tragen ruhig vorgetragene Informationen dazu bei, die Sicherheit subjektiv wiederherzustellen und sich zu orientieren. Die Informationen können umfassen, was als nächstes passieren wird, was getan wird, um zu helfen, was zurzeit über die Situation bekannt ist, welche Hilfsangebote bereits zur Verfügung stehen und wie Betroffene auf sich selbst und auf ihre Familie Acht geben können. Anschließend sollten Fragen gestellt werden dürfen, die in einfacher Sprache präzise beantwortet werden sollten.

Bei Kindern und Jugendlichen bzw. Menschen mit geistiger Behinderung sollten Rettungsversuche, medizinische Hilfeleistungen und die nächsten Schritte der Versorgung in einer altersgerechten Sprache beschrieben werden, selbst wenn diese für einen Erwachsenen offensichtlich erscheinen. Beispiel für eine Situationsbeschreibung bei einem Kindergartenkind:

> „Der eine Feuerwehrmann spricht mit deinem Papa; der andere wird jetzt gleich die Tür eures Autos aufschneiden. Das macht etwas Krach... Jetzt versuchen sie die Tür aufzubrechen. Jetzt kommen der Rettungswagen und der Notarzt. Die werden sich jetzt vorbereiten und deinem Papa gleich helfen."

Informationen zur Situation und kurze, nicht wertende Erklärungen ermöglichen Kindern Zusammenhänge aufzubauen und ihre Erfahrungen in einen angemessenen Kontext zu setzen. Sie können zudem helfen, kognitive Verzerrungen (z. B. magisches Denken, Generalisierungen, Unverwundbarkeitsglaube) vorzubeugen, einer fantasievollen Ergänzung entgegen zu wirken bzw. eine angemessene Verantwortungszuschreibung und -übernahme zu fördern.

Informationen nicht erraten; keine falschen Versprechungen!

Wenn keine präzisen Informationen zur Verfügung stehen, sollten diese Informationen *nicht* erraten oder erfunden werden. Solange nicht definitive Informationen über die Sicherheitslage vorliegen, sollte tatsächlich keine absolute Sicherheit garantiert werden. Ebenfalls sollten nicht die Verfügbarkeit von Dingen oder Hilfsangeboten (z. B. Nahrung, Spielzeug, Medikamente) zugesichert werden, solange keine definitive Zusage besteht. Dennoch sollten Sicherheitsbedenken aktiv angesprochen werden.

Erwachsenen können Informationen zur Sicherheitslage beispielsweise folgendermaßen vermittelt werden:

> „Herr Jürgens, ich möchte Ihnen versichern, dass die zuständigen Personen, so gut wie es ihnen momentan möglich ist, auf die Situation reagieren. Ich bin nicht sicher, ob das Feuer vollständig eingedämmt ist, aber Sie und Ihre Familie sind hier nicht in Gefahr. Haben Sie im Moment irgendwelche Bedenken zur Sicherheit Ihrer Familie?"

Bei Jugendlichen können Sicherheitsbedenken folgendermaßen angesprochen werden:

„Wir strengen uns sehr an, um sicherzustellen, dass du und deine Familie in Sicherheit bist. Hast du irgendwelche Fragen dazu, was passiert ist oder was unternommen wird, damit alle bald in Sicherheit sind?“

Kindern könnte man Informationen zur Sicherheitslage so vermitteln:

„Deine Mama und dein Papa sind hier und viele Leute strengen sich gemeinsam sehr an, damit du und deine Familie in Sicherheit bist. Hast du irgendwelche Fragen, dazu was wir machen, damit Ihr in Sicherheit seid?“

5.2.2.3 Körperliches Wohl beachten

Betroffene aktiv einbinden!

Einfache Veränderungen der physischen Umgebung können das körperliche Wohl helfen zu fördern (z. B. Temperatur, Beleuchtung, Luftqualität, Anordnung von Möbeln). Um Gefühle von Hilflosigkeit oder Abhängigkeit zu reduzieren, können Opfer, Überlebende und Angehörige ermutigt werden, sich daran zu beteiligen, Dinge zu beschaffen, die sie brauchen, um sich wohler zu fühlen. Kindern kann Spielzeug wie ein weicher Teddybär, den sie halten und um den sie sich kümmern können, helfen sich zu beruhigen. Dabei können sie Hinweise erhalten, auf sich selbst Acht zu geben, indem erklärt wird, wie sie sich um ihre Spielsachen kümmern können (z. B.: „Denk daran, dass sie viel Wasser trinken und drei Mahlzeiten am Tag essen sollte – und das kannst du auch machen!“). Wenn nicht genügend Spielzeug für alle Kinder gegenwärtig vorhanden bzw. ein kooperatives Spiel unmöglich ist, muss eine Beschäftigung gefunden werden, die in Gruppen durchgeführt werden kann (z. B. Stille Post, Kritzelspiele, Lieblingslieder singen).

Merke:

Bei Kindern, Senioren oder Menschen mit Behinderungen können sich nach hoher körperlicher und psychischer Beanspruchung gesundheitliche Beeinträchtigungen verschlechtern. Hervorzuheben sind Blutdruckentgleisungen, Wasser- und Elektrolytmangel, kognitive Defizite, eingeschränkte Mobilität und Gebrechlichkeit (erhöhte Anfälligkeit für Stürze, Verletzungen, Blutergüsse und extreme Temperaturen).

5.2.2.4 Sozialen Kontakt fördern

Beruhigende Nähe zu anderen Betroffenen herstellen!

Im Allgemeinen wirkt es beruhigend und macht Mut, in der Nähe von Menschen zu sein, die die Situation adäquat bewältigen. Andererseits ist es verstörend, andere zu beobachten, die sehr erregt oder emotional überfordert erscheinen. Wenn irritierende Beobachtungen gemacht werden oder verstörende Neuigkeiten oder Gerüchte umhergehen, sollten beruhigende Erklärungen angeboten und helfende Informationen zur Korrektur eingebracht werden. Kinder und Jugendliche werden höchstwahrscheinlich auf Erwachsene achten, um Hinweise bezüglich Sicherheit oder angemessenem Verhalten zu bekommen. Soweit es möglich ist, sollten daher Kinder in der Nähe von Erwachsenen oder Gleichaltrigen sein, die relativ ruhig erscheinen. Es sollte vermieden werden, dass sich Kinder in die Nähe von äußerst aufgebrachten Personen befinden. Eine altersgerechte Formulierung könnte sein:

> „Dieser Mann ist so aufgebracht, dass er sich jetzt noch nicht beruhigen kann. Manche Menschen brauchen länger, um sich zu beruhigen als andere. Jemand aus unserem Team geht rüber, um ihm zu helfen, sich zu beruhigen. Falls du dich so fühlst wie er, ist es wichtig, dass du mit deiner Mama oder deinem Papa sprichst, oder mit jemand anderem, der dir dabei helfen kann, dich besser zu fühlen."

Gespräche und Aktivitäten fördern

Wenn angemessen, können Personen, die die Situation adäquat bewältigen, dazu ermutigt werden, mit anderen zu sprechen, die beunruhigt sind oder die Schwierigkeiten haben, die Situation adäquat zu bewältigen. Um Gefühle von Isolation, Angst und Hilflosigkeit zu verringern, hilft es, ein Gespräch über Gemeinsamkeiten anzuregen (z. B. dieselbe Nachbarschaft, Kinder im selben Alter, Austausch über Fahrtziele). Soweit es möglich ist, können auch einfache Aufträge erteilt werden (z. B. Personen- und Adressenlisten erstellen, andere trösten und versorgen). Um die Selbstwirksamkeit zu erhöhen, können auch Kinder und Menschen mit geistiger Behinderung für einfache Tätigkeiten (z. B. Decken und Getränke holen, Infusionsständer schieben, Geschirr abwaschen) herangezogen werden. Bei letzteren bestehen häufig hohe alltagspraktische Kompetenzen. Allerdings kann es schwer sein, die aufgenommenen Tätigkeiten, die mit hohem Engagement und Ausdauer durchgeführt wurden, wieder zu beenden. Jugendliche legen gerade in dieser Situation häufig großen Wert darauf, angemessen angesprochen, ernst genommen und eingebunden zu werden.

5.2.2.5 Um Kinder kümmern, die von ihren Eltern und Bezugspersonen getrennt sind

Opfer mit Angehörigen und Bezugspersonen zusammenbringen

Eltern und Bezugspersonen spielen eine entscheidende Rolle für das Gefühl von Sicherheit und Geborgenheit bei Kindern und Menschen mit geistiger Behinderung. Wenn diese von Ihren Eltern oder Bezugspersonen getrennt wurden, ist es von höchster Wichtigkeit, sie zügig wieder zusammenzuführen oder den Kontakt herzustellen. Wenn möglich, kann auch der Betroffene seine Eltern oder Bezugspersonen kurz selber informieren dürfen. Als hilfreich hat sich dabei erwiesen, am Gesprächsende den Eltern weitere, gegebenenfalls korrigierende Informationen zu geben und weitere Schritte (z. B. Einweisung in ein Krankenhaus, Verlegung zu einem Betreuungsplatz) anzukündigen. Damit soll das Vertrauen in die Maßnahmen und die subjektive Kontrolle gesteigert werden.

Merke:

Geben Sie Kindern und Menschen mit geistiger Behinderung auf einfache Weise präzise Informationen darüber, wer sich um sie kümmert und was als nächstes passieren wird. Machen Sie keine Versprechungen, die Sie unter Umständen nicht einhalten können, wie z. B. zu versprechen, dass sie ihre Eltern und Bezugspersonen bald sehen werden.

Beaufsichtigung und Überbrückung von Wartezeit

Es könnte auch sein, dass Kinder und Menschen mit geistiger Behinderung beaufsichtigt und beschäftigt werden müssen, während ihre Eltern und Bezugspersonen lokalisiert werden oder diese so emotional überwältigt sind, dass sie für die Bedürfnisse anderer nicht zugänglich sind. Häufig müssen auch Wartezeiten überbrückt werden.

Maßnahmen zur kindergerechten Betreuung:

- Helfen Sie dabei, einen ausgewiesenen, kindergerechten Raum zu gestalten, beispielsweise eine Ecke in einem Aufenthaltsraum abtrennen und durch einen Spielteppich und Kissen markieren.
- Statten Sie den kindergerechten Bereich mit vorbereiteten Bastelmaterialien (z. B. Knete, Papier, Bunt- und Filzstifte, Kinderscheren, Kleber), Spielsachen (z. B. Kartenspiele, Brettspiele, Bausteine, Autos, Bälle) und (Bilder-)Büchern bzw. Comics aus.
- Organisieren Sie diesen Ort so, dass Personen mit Erfahrung bzw. Kompetenz in der Arbeit mit Kindern dort tätig sind. Jugendliche können in einem gewissen Maß die Aufsicht zeitweise übernehmen.
- Überwachen Sie, wer den Kinderbereich betritt und verlässt, um sicherzustellen, dass Kinder den Bereich nicht mit einer unbefugten Person verlassen.
- Fordern Sie ältere Kinder oder Jugendliche, soweit angemessen, dazu auf, als Vorbilder für jüngere Kinder zu dienen. Sie können ihnen helfen, Spiele mit einer Gruppe von jüngeren Kindern durchzuführen, jüngeren Kindern ein Buch vorzulesen oder mit einem Kind zu spielen.
- Sehen Sie eine besondere Zeit für Jugendliche vor, um zusammenzukommen und über ihre Sorgen zu sprechen und sich mit altersgemäßen Aktivitäten zu beschäftigen (z. B. Musik hören oder machen, gemeinsam Essen kochen und Geschichten erfinden).
- Mit diesen Maßnahmen wird auch ausgeschlossen, dass unvorhersehbare Handlungen (z. B. das Haustier im Fluss retten, Schock nach Entfernen von der Gruppe) oder Auseinandersetzungen zwischen Kindern zu einer erneuten Gefährdung führen.

Eine altersgerechte Beschäftigung und die Wiederaufnahme der Tagesstruktur geben zusätzlich die Sicherheit, dass das Ereignis beendet ist. Allerdings ist deutlich zu machen, dass diese Aktivitäten nur kurzfristige Erleichterung und Ablenkung verschaffen sollen und das eingetretene Leid nicht relativieren.

5.2.2.6 Vor traumaassoziierten Stimuli schützen

Neben der Sicherstellung von physischer Sicherheit ist es wichtig, die Betroffenen vor zusätzlichen traumatischen Ereignissen und Angst auslösenden Erinnerungen zu schützen (z. B. vor Lärm und Geruch der Unfallstelle oder bizarren und außergewöhnlichen Szenen). Notwendige Informationen über das Geschehen und die nächsten Schritte der Versorgung können in einfacher Sprache regelmäßig berichtet werden.

Schutz vor Medien(-vertretern)

Um die Privatsphäre zu wahren, sollten Betroffene auch von Reportern, Schaulustigen oder Anwälten abgeschirmt werden. Wenn ein Zugang zu Medienberichterstattungen (z. B. Nachrichten im Fernsehen oder Radio) besteht, sollte darauf hingewiesen werden, dass übermäßiges Sehen der Unglücksberichte sehr verstörend wirken kann. Eltern sollten dazu ermutigt werden, den Medienkonsum ihrer Kinder im Auge zu behalten und zu begrenzen. Sie sollten Kindern mitteilen, dass sie die Sorgen gemeinsam teilen sollten und die Kinder zu ihnen kommen sollen, um sich zu informieren, anstatt fernzusehen. Eltern sollten daran erinnert werden, vorsichtig zu sein, was sie vor ihren Kindern sagen.

Zum Umgang mit Medienkonsum können Eltern folgende Informationen nahe gebracht werden:

> „Sie haben eine Menge durchgemacht und es ist eine gute Idee, sich selbst und seine Kinder von weiteren beängstigenden oder beunruhigenden Bildern und Geräuschen so gut wie möglich abzuschirmen. Selbst Szenen des Unglücks, die im Fernsehen gezeigt werden, können für Kinder sehr beunruhigend sein. Vielleicht stellen Sie fest, dass sich Ihre Kinder besser fühlen, wenn Sie ihren Fernsehkonsum bezüglich des Unglücks begrenzen. Es ist auch für Erwachsene nicht schlecht, eine Pause von all den Medienberichten zu machen."

Kindern und Jugendlichen kann Folgendes vermittelt werden:

> „Du hast jetzt schon eine Menge durchgemacht. Menschen wollen nach so etwas oft Fernsehen schauen oder im Internet surfen, aber das kann ziemlich Furcht erregend sein. Es ist am besten, von Fernseh- und Radiosendungen, die von dem Unglück handeln, fernzubleiben. Du kannst auch deiner Mama oder deinem Papa davon berichten, wenn du etwas gesehen hast, dass dich beschäftigt."

5.2.2.7 Angehörigen und Freunden von Vermissten helfen

Wenn eine geliebte Person vermisst wird, kann der Zustand der Angehörigen und Freunde zwischen Gewissheit, dass die Person am Leben ist – selbst angesichts widersprechender Beweise –, und Hoffnungslosigkeit, Angst und Verzweiflung wechseln. Einfach nur anwesend zu sein und zuzuhören, ehrlich Informationen zu vermitteln und – soweit möglich – Fragen zu beantworten, wird häufig zutiefst geschätzt. Um dabei zu helfen, ein vermisstes Familienmitglied zu lokalisieren, können Angehörige und Freunde eine Liste mit wichtigen Personen bzw. Orten und Institutionen erstellen. Besondere Merkmale des Vermissten (z. B. Erkrankungen, regelmäßiger Bedarf von Medikamente) sollten ebenfalls gesammelt werden.

Liste mit relevanten Personen, Orten und Institutionen erstellen

Es ist möglich, dass den zuständigen Stellen Versäumnisse, mangelnde Anstrengung oder Desinteresse vorgeworfen wird. In diesem Fall sollten alle bisherigen Maßnahmen noch einmal zusammengefasst werden, um anschließend behutsam die Hoffnungslosigkeit, Angst und Verzweiflung zu beschreiben, die angesichts der Erfolglosigkeit verständlich ist.

Es kann passieren, dass manche Familienmitglieder einen sicheren Bereich verlassen wollen, um einen geliebten Angehörigen selber zu suchen und zu retten. In diesem Fall sollten Informationen über die gegenwärtigen Umstände in den Suchbereichen gegeben werden, über spezifische Gefahren, benötigte Vorsichtsmaßnahmen, die Bemühungen der Ersthelfer und darüber, wann aktualisierte Informationen zur Verfügung stehen werden.

Es ist äußerst wichtig, Kindern zu versichern, dass ihre Familie, die Polizei und andere Ersthelfer alles in ihrer Macht stehende tun, um den vermissten Angehörigen zu finden. Bei Befragungen Erwachsener sollten Kinder nicht anwesend sein, da sie bestimmte Informationen nicht oder falsch verstehen können (z. B. Details über die Suche, Spekulationen über den Verbleib der vermissten Person). In seltenen Fällen kann es notwendig sein, dass ein Kind befragt wird, weil es die vermisste Person zuletzt gesehen hat. Dann sollte eine Person, die in der Befragung von Kindern geschult ist, die Befragung vornehmen, und eine Vertrauensperson anwesend sein.

Kinder schützen und informieren!

„Onkel Thomas wird vermisst. Alle strengen sich sehr an, um herauszufinden, was passiert ist. Die Polizei hilft auch dabei und sie wollen dir ein paar Fragen stellen. Es macht nichts, wenn du dich an etwas nicht erinnerst. Sag ihnen dann einfach, dass du dich nicht erinnerst. Es wird Onkel Thomas nicht schaden, wenn du dich an etwas nicht erinnerst. Deine Mama wird die ganze Zeit bei dir bleiben und ich kann auch hier bleiben, wenn du möchtest. Hast du irgendwelche Fragen?“

Manche Familienmitglieder und Freunde werden dazu neigen, die Hoffnung aufzugeben, andere hoffen trotz widersprechender Hinweise weiterhin. Die

Beteiligten sollten darüber informiert werden, dass diese Unstimmigkeiten über den Zustand eines vermissten Angehörigen in Familien oft vorkommen. Es ist kein Maß dafür, wie sehr die vermisste Person geliebt wird oder wie sehr sich die Familienmitglieder untereinander lieben. Bis es eindeutigere Neuigkeiten gibt, sollten die Angehörigen und Freunde aufgefordert werden, respektvoll miteinander umzugehen und füreinander zu sorgen. Eltern und Bezugspersonen sollten nicht annehmen, dass es für ein Kind besser ist, zu hoffen, dass eine vermisste Person am Leben ist, sondern stattdessen ehrlich ihre Bedenken teilen, dass die geliebte Person tot sein könnte. Sie sollten sich vergewissern, dass Kinder alles verstanden haben und Fragen beantworten, die verspätet und plötzlich gestellt werden können.

Unstimmigkeit in der Beurteilung der Situation aktiv aufgreifen

5.2.2.8 Mit akuter Trauer umgehen

Der Ausdruck von Trauer ist stark von Familie, Kultur, religiösen Überzeugungen und Trauerritualen beeinflusst. Selbst innerhalb von kulturellen und religiösen Gruppen können Überzeugungen und Praktiken stark variieren. Die abrahamitischen Religionen (Judentum, Christentum, Islam) sehen die (Groß-)Familie als Kern der Gesellschaft an, so dass diese, inklusive der Geschlechterrollen, besonders geschützt wird. Ist ein Kind oder die Mutter verstorben, können die emotionalen Reaktionen (z. B. Klagen, Weinen, Schreien und Kreischen) besonders stark ausfallen, wenn sich die Rollen und Lebensbezüge der Hinterbliebenen in einem engen Familienverband ändern müssen. Wenn Trauer sehr laut ausgedrückt wird, sollte die Familie an einen mehr zurückgezogenen Ort geführt werden, um zu vermeiden, dass sie andere Personen beunruhigen.

Kulturelle und religiöse Normen achten!

Merke:

Versuchen Sie nicht, religiöse Fragen zu beantworten, z. B.: „Warum hat Gott das zugelassen?" Diese Fragen bringen normalerweise Gefühle zum Ausdruck, anstatt in dieser Situation wirklich nach einer Antwort zu verlangen.

Wird hingegen der Einzelperson in der Gemeinschaft oder Kultur nur eine geringe Bedeutung zugeschrieben (z. B. in asiatischen und afrikanischen Kulturkreisen), wird die beobachtbare Reaktion auf den Tod für eine mitteleuropäisch geprägte PSNV-Kraft kaum wahrzunehmen sein.

Merke: Umgang mit einer trauernden Person

- Hören Sie zu, bleiben Sie präsent und befreien Sie sich von dem Gedanken, etwas sagen zu müssen.
- Benutzen Sie den Namen der verstorbenen Person, anstatt von „ihr bzw. ihm" als „Verstorbene(m)" zu sprechen.
- Teilen Sie mit, dass die Trauernden höchstwahrscheinlich weiterhin Zeiten erleben werden, in denen sie sich traurig, einsam oder wütend fühlen.

Allerdings geht Trauer mit einem höheren Risiko für den Missbrauch von rezeptfreien Medikamenten, vermehrtes Rauchen von Zigaretten und Konsum von Alkohol einher. Um das Verständnis füreinander zu erhöhen, sollte im Gespräch mit Familien herausgestellt werden, dass momentane Trauerreaktionen sehr unterschiedlich sind und im Weiteren verlaufen können. Sie sind kein Hinweis auf die Tiefe der Beziehung zum Verstorbenen. Den Eltern und Bezugspersonen können Anregungen gegeben werden, wie sie mit Kindern oder Jugendlichen über den Tod sprechen können.

Trauerreaktionen normalisieren

Über den Tod mit Kindern und Eltern sprechen

Merke: Über den Tod mit Kindern und Jugendlichen sprechen

- Versichern Sie Kindern, dass sie geliebt werden und dass sich um sie gekümmert wird.
- Drängen Sie Kinder nicht, darüber zu reden, sondern halten Sie nach Gelegenheiten und Signalen Ausschau, dass das Kind bereit ist, über die Ereignisse zu reden.
- Geben Sie kurze, einfache, ehrliche und altersgemäße Antworten auf Fragen von Kindern.
- Hören Sie sich sorgfältig ihre Gefühle an, ohne darüber zu urteilen.
- Beantworten Sie Fragen über die Beerdigungsfeier, die Bestattung, Gebete und andere Rituale ehrlich.
- Seien Sie darauf vorbereitet, auf dieselben Fragen des Kindes immer wieder zu antworten.
- Haben Sie keine Angst davor zu sagen, dass Sie keine Antwort auf eine Frage haben.

Im Gegensatz zu Jugendlichen und Erwachsenen können Kinder ihre Trauer nur für eine kurze Zeitspanne am Tag zeigen. Dennoch kann ihre Trauer genauso stark sein wie die von anderen Familienmitgliedern, selbst wenn sie spielen oder mit anderen positiven Aktivitäten beschäftigt sind. Manche Kinder oder Jugendliche werden keine Worte finden, um ihre Gefühle und ihre Trauer zu beschreiben und können sich dagegen wehren, mit anderen über ihre Gefühle zu sprechen. Manchmal können ablenkende Aktivitäten (Malen, Musik hören, Lesen) beruhigender sein als Gespräche. Manche Kinder oder Jugendliche möchten allein sein. Solange die physische und psychische Sicherheit gewahrt bleibt, sollte ihnen diese Privatsphäre zugestanden werden. Eine Erklärung für eine Hinterbliebene und Mutter könnte sein:

„Wenn Sie eine plötzliche Veränderung an Ihren Kindern bemerken, z. B. dass sie irgendwie verloren oder traurig oder sogar wütend aussehen, und Sie vermuten, dass sie ihren Vater vermissen, sollten Sie ihnen mitteilen, dass Sie selbst auch Zeiten erleben, in denen Sie sich so fühlen. Sie können so etwas sagen wie: ‚Du siehst wirklich traurig aus. Ich frage mich, ob du an Papa denkst. Ich fühle mich auch manchmal sehr traurig wegen Papa. Es ist in Ordnung, wenn du mir Bescheid sagst, wenn du dich schlecht fühlst. Vielleicht kann ich dir helfen.' Helfen Sie Ihren Kindern, indem Sie ihnen ein bisschen Zeit allein für diese Gefühle geben, indem Sie ruhig bei ihnen sitzen und indem Sie Ihre Kinder umarmen."

Kognitiv-emotionalen Entwicklungsstand beachten!

Das Verständnis vom Tod bei Kindern und Jugendlichen kann in Abhängigkeit vom Alter und früheren Erfahrungen mit dem Tod variieren und ist stark von der Familie sowie von religiösen und kulturellen Werten beeinflusst. Es ist möglich, dass Vorschulkinder nicht verstehen, dass der Tod endgültig ist und stattdessen glauben, dass die Person wiederkehren kann, wenn sie es sich wünschen. Sie brauchen Hilfe um die physische Realität des Todes einer Person zu begreifen, dass der Verstorbene nicht länger atmet, sich bewegt oder Gefühle sowie Unbehagen oder Schmerzen hat. Möglicherweise sorgen sich Kinder darum, dass ihnen oder einem anderen Familienmitglied etwas Schlimmes widerfahren könnte. Daher sollten Eltern und Bezugspersonen ihnen wiederholt versichern, dass sie selbst und andere in Sicherheit sind.

Vorschulkinder benötigen so bald wie möglich beständige Fürsorge und einen berechenbaren Tagesablauf. Sie können durch Veränderungen leicht verunsichert werden (z. B. anders zubereitetes Essen, ohne eine bestimmte Person oder auf eine andere Art und Weise ins Bett gebracht zu werden). Bezugspersonen (einschließlich des überlebenden Elternteils) sollten das Kind fragen, ob sie etwas anders oder „falsch" machen.

Schulkinder können hingegen die physische Realität des Todes verstehen, aber es kann sein, dass sie den Tod als Monster oder Skelett personifizieren. Wenn sie sich danach sehnen, dass die geliebte Person wiederkommt, können Schulkinder den Verstorbenen als „Geist" erleben, es aber niemandem erzählen. Schulkinder verlieren nicht nur eine Bezugsperson, sondern auch die Möglichkeit getröstet zu werden und Hilfe bei alltäglichen Aktivitäten zu bekommen. Andere Bezugspersonen sollten versuchen, so gut wie sie können, diese Rollen zu übernehmen. Allerdings müssen sich diese neuen Bezugsperson auch darauf einstellen, dass Kinder verärgert reagieren, besonders wenn diese etwas „falsch" machen oder andere Regeln der Erziehung einführen.

Jugendliche verstehen gewöhnlich, dass der Tod nicht rückgängig zu machen ist. Ein Familienmitglied oder einen Freund zu verlieren, kann allerdings impulsive, riskante Verhaltensweisen auslösen (weglaufen oder Alkohol und Drogen einnehmen), welche sofortige Aufmerksamkeit seitens der Familie oder der Schule verlangen. Es kann sein, dass sie größere Verantwortung in ihrer Familie übernehmen müssen und es als Ungerechtigkeit empfinden, nicht die Dinge tun zu können, die Gleichaltrige normalerweise tun. Mit der Zeit sollten Bezugspersonen besprechen wie die verschiedenen Bedürfnisse ausbalanciert werden können.

Schuldgefühle

Kinder und Jugendliche fühlen sich manchmal schuldig, dass sie überlebt haben, während andere Familienmitglieder gestorben sind. Sie können glauben, dass sie den Tod irgendwie verursacht haben. Dann müssen Eltern ihren Kindern dabei helfen, diese Verantwortung abzulegen, und ihnen versichern, dass sie bei solchen Ereignissen keine Schuld tragen. Es kann sein, dass Eltern wiederholt diese Versicherung geben müssen, wenn Grübelprozesse anhalten.

„Wir haben alle getan, was wir konnten, um uns zu retten. Papa würde so froh sein, dass es uns gut geht. Du hast nichts falsch gemacht."

Bis die psychosoziale Unterstützung bei einem Trauerfall durch Angehörige, Nachbarn, Freunde oder Mitgliedern der religiös-kulturellen Gemeinschaften übernommen wird, sollten PSNV-Kräfte anwesend bleiben.

5.2.2.9 Mit religiösen Themen umgehen

Religiöse Handlungen fördern!

Angesichts des Todes einer geliebten Person ist es auch in dem säkularisierten postmodernen Zeitalter nicht ungewöhnlich, dass Menschen sich auf religiöse Überzeugungen und Praktiken stützen. Vorstellungen und Rituale der jeweiligen Religionen variieren erheblich aufgrund kulturell-sozialer Prägungen und familiärer Traditionen. Betroffene und Angehörige können religiöse Redeweisen benutzen, um über die Ereignisse zu sprechen, Gebete aufsagen oder andere religiöse Rituale nutzen. Die vielen Besonderheiten können sich Außenstehende nicht vorher aneignen. Religiöse Handlungen (z. B. Rezitationen von Gebeten, wie das Vaterunser, das Mische Berach und Koranverse) und Rituale (z. B. Aussegnungen, [Not-]Taufen, Reinigungen und Waschungen) können als emotionsorientiertes Bewältigungsverhalten verstanden werden.

Es ist nicht nötig, als PSNV-Kraft die Überzeugungen zu teilen, um die Person unterstützen zu können, oder etwas zu tun oder zu sagen, dass die eigenen Überzeugungen verletzt. Oft ist es nur erforderlich, behutsam nach religiösen Bedürfnissen zu fragen, einfach zuzuhören und praktische Hilfe anzubieten.

Merke:

Eigene Werte, Normen und Vorstellungen haben selbstverständlich am Einsatzort zurück zu stehen, wenn sie auch erheblich von denen der Betroffenen und Hinterbliebenen abweichen können. Oft versuchen wohlmeinende, religiöse Personen in Unglückssituationen, Betroffene aufzusuchen, um ihre eigenen religiösen Überzeugungen zu verkünden. Wenn Ihnen derartige Aktivitäten auffallen, sollten Sie nicht versuchen einzugreifen, sondern stattdessen das Sicherheitspersonal oder andere, offiziell zuständige Personen zu benachrichtigen.

Wenn eine Person offensichtlich religiös ist, sollte erfragt werden, ob ein geistlicher Beistand erwünscht ist. Einige religiöse Rituale können besonderen Personen (z. B. einem katholischen Priester oder muslimischen Hodscha) vorbehalten sein, die kontaktiert und zum Einsatzort geholt werden müssen. Wenn Betroffene allein oder in einer Gruppe beten möchten, ist ein geeigneter Ort mit notwendigen Utensilien zum Beten zu finden (z. B. ein abgeschirmter Raum mit sauberen Fußboden, frisches Wasser oder Kerzen). Möglicherweise benötigen Muslime eine Orientierungshilfe, da sie in Richtung Mekka beten wollen.

Praktische Hilfe anbieten!

Merke:

Wenn Sie gefragt werden, ob Sie an einem Gebet teilnehmen möchten, können Sie ablehnen, wenn Sie sich dabei unwohl fühlen. Bedenken Sie, dass Teilnahme auch schon bedeuten kann, nur still dabeizustehen, während gebetet wird. Wenn Sie sich dabei wohlfühlen, am Ende das „Amen" („So ist es!") mitzusprechen oder eine Verneigung mitzumachen, kann das ihre Beziehung zu den Personen oder der Familie unterstützen. In jedem Fall sollten Sie in der Nähe bleiben und ansprechbar sein. Viele Menschen zünden routinemäßig Kerzen oder Räucherstäbchen an, wenn sie beten. Wenn das in der Situation nicht erlaubt ist, sollten Sie es den Personen erklären und ihnen dabei helfen, einen nahe gelegenen Ort zu finden, wo offene Flammen erlaubt sind.

5.2.2.10 Informationen zur Aufbewahrung des Leichnams und zur Beerdigung geben

Die Leichenschau, Aufbewahrung und Sektion eines Leichnams sowie die Vorbereitung eines Leichnams für die Bestattung werden durch landesspezifische Gesctzte geregelt. Zudem wird bei Opfern von Gewaltverbrechen oder mit unklarerer Todesursache eine Obduktion verlangt. Um Konflikte zwischen dem Rettungspersonal bzw. der Polizei und Angehörigen bestimmter religiös-kulturell geprägter Gruppen zu vermeiden, sollten frühzeitig Erklärungen notwendiger rechtlicher Schritte (z. B. zur Leichenschau und Obduktion) gegeben werden. Auch in diesem Fall kann es sinnvoll sein, zuerst einer der Familie oder Gemeinschaft vorstehenden Person die notwendigen Informationen zu vermitteln, um diese anschließend weitergeben zu lassen. Zu Gunsten der Gemeinschaft und des Gemeinwohls (z. B. zur Aufklärung eines Verbrechens) müssen laut abrahamitischer Religionen individuelle Bedürfnisse und familiäre bzw. kulturelle Normen zurückstehen.

Rechtliche Schritte erklären!

Eltern und Bezugspersonen haben möglicherweise Fragen bezüglich der Anwesenheit von Kindern bei der Beerdigung, der Gedenkfeier oder an der Grabstätte. Obwohl es eine emotionale Herausforderung darstellt, können Beerdigungen und Gedenkfeiern Kindern dabei helfen, die physische Rea-

Mit Eltern und Bezugspersonen über die Beerdigung, Gedenkfeier oder Grabstätte sprechen

lität des Todes zu akzeptieren und damit den Trauerprozess fördern. Wenn Kinder nicht mit einbezogen werden, können sie das Gefühl bekommen, dass sie bei einer wichtigen, familiären Angelegenheit außen vor gelassen wurden. Bevor Kinder nach ihrer Meinung gefragt werden, sollte ihnen aber erklärt werden, was sie zu erwarten haben und auch, dass Erwachsene traurig sein und weinen können. Wenn möglich, sind jüngere Kinder frühzeitig an den Veranstaltungsort zu bringen, um diesen und gegebenenfalls den Sarg zu erkunden. Bei einem jüngeren Kind kann ein Foto der Person verwendet werden, um ihm dabei zu helfen, sich zu verabschieden. Den Kindern sollte die Möglichkeit gegeben werden, eine Vertrauensperson während der Gedenkfeier zur Seite stehen zu haben, die eine angemessene Aufmerksamkeit und Fürsorge zukommen lassen kann. Damit ist auch gewährleistet, dass Kinder die Möglichkeit haben, die Feier, selbst zeitweise, mit einer Person zu verlassen. Wenn Kinder nicht an der Beerdigung oder Gedenkfeier teilnehmen möchten oder sollen, ist mit ihnen zu besprechen, was sie während dieser Zeit erwartet (z. B. bei einem Freund oder im Kindergarten untergebracht sein). Den Kindern kann angeboten werden, etwas in ihrem Namen auf der Beerdigung oder Gedenkfeier zu sagen oder vorzulesen. Gemeinsam mit den Eltern und Bezugspersonen lässt sich auch eine eigene Gedenkfeier gestalten. Jüngeren Kindern sollte in jedem Fall bestätigt werden, dass der Verstorbene nicht leiden muss. Beerdigungen sollten nur mit der Erlaubnis und dem Wissen der Familie von PSNV-Kräften besucht werden.

5.2.2.11 Unterstützen bei der Überbringung eines Todesfalls

In vielen Fällen werden PSNV-Kräfte von der Polizei, vom Krankenhauspersonal oder anderen offiziellen Stellen gebeten, bei der Überbringung einer Todesnachricht anwesend zu sein. In manchen Unglückssituationen, wie einem Flugzeugabsturz, kann es sein, dass die Medien melden, dass es keine Überlebenden des Unglücks gibt, bevor die Familien der Opfer offiziell benachrichtigt wurden. Da fehlerhafte Information manchmal in den Medien oder unter Überlebenden kursieren, sollten Familienmitglieder aufgefordert werden, sich um eine offizielle Bestätigung von den zuständigen Stellen zu bemühen.

Offizielle Nachricht einholen!

Vor der Benachrichtigung sollten Informationen über die Umstände des Todesfalls (wie, wann, wo) eingeholt werden. Dazu gehört auch, wohin der Tote gebracht worden ist und wer noch weitere Informationen ggf. geben kann. Sofern möglich, sollten auch Informationen über die Hinterbliebenen in Erfahrung gebracht werden (z. B. körperlicher bzw. psychischer Zustand der Hinterbliebenen, Anwesenheit und Betreuung von Kleinkindern, Raum und Atmosphäre während der Benachrichtigung). Für die Vorbereitung, die eigentliche Übermittlung und ggf. Nachbereitung muss ausreichend Zeit eingeplant werden. Die Übermittlung einer Todesnachricht lässt sich in drei Phasen beschreiben.

Merke: Übermitteln einer Todesnachricht

1. Voraussetzungen herstellen

- Entschuldigen Sie sich für die Störung und stellen Sie sich mit Namen, gegebenenfalls mit Funktion oder Dienstgrad, vor.
- Vergewissern Sie sich der Identität der anderen Person.
- Bitten Sie die Person in eine ruhige und geschützte Umgebung (z. B. in die eigene Wohnung, in einen separaten Raum am Einsatzort).
- Sorgen Sie für Ruhe und lassen Sie gegebenenfalls die Fenster schließen und gefährliche Gegenstände entfernen.
- Bitten Sie die Hinterbliebenen Platz zu nehmen.
- Erkundigen Sie sich nach anderen anwesenden Personen und sorgen Sie für eine separate Betreuung und Aufsicht von Kleinkindern, gegebenenfalls von Menschen mit schweren geistigen Behinderungen bzw. pflegebedürftigen Menschen.

2. Überbringung der Todesnachricht

- Benennen Sie wer, wie, wann und wo verstorben ist. Benutzen Sie dabei den Namen des Verstorbenen und verwenden Sie keine distanzierenden Begriffe wie „Leichnam", „Leiche", „Körper" u. a.
- Wenn der Todesfall bestätigt ist, sollte das Wort „gestorben" benutzt werden, anstatt „verschieden" oder „von uns gegangen". Auch Fachbegriffe oder Abkürzungen aus dem Bereich der Medizin, Polizei o. Ä. sind nicht zu verwenden.
- Machen Sie anschließend bewusst eine Sprechpause und beobachten Sie die Reaktion der Hinterbliebenen. Nach der Benachrichtigung der Angehörigen sind intensive psychische und physische Reaktionen zu erwarten, die erheblich variieren können. Diese anfänglichen Reaktionen werden wahrscheinlich mit der Zeit schwächer.
- Geben Sie den Hinterbliebenen ausreichend Zeit, Fragen zu stellen.
- Fördern Sie kleine Aktivitäten (z. B. etwas trinken, andere Personen benachrichtigen).

3. Verabschiedung

- Sorgen Sie dafür, dass Hinterbliebene psychosoziale Unterstützung und praktische Hilfe erhalten.
- Vergewissern Sie sich, dass die Hinterbliebenen Ansprechpartner und Kontaktdaten schriftlich besitzen.
- Verabschieden Sie sich anteilnehmend und der Nachricht angemessen (anstelle von „Guten Abend")!

Wenn eine größere Menge von Betroffenen oder Unbeteiligten in der Umgebung ist, sollten die Familienmitglieder gesondert versammelt werden. Potenziell traumatisierende Aktivitäten wie das Durchsehen von Passagierlisten, Ticketlisten oder Fotos von Verstorbenen, sollten in Familiengruppen an einem zurückgezogenen Ort in Anwesenheit der zuständigen Personen erfolgen. Kinder und Jugendliche sollten keine Fotos von Toten sehen. Wenn einem Kind ohne Begleitperson mitgeteilt werden muss, dass ein Elternteil bzw. eine Bezugsperson gestorben ist, sollte sichergestellt sein, dass eine andere zuständige Person bei dem Kind bleibt, bis es mit anderen Familienmitgliedern zusammengeführt werden kann oder sich eine angemessen ausgebildete Person (z. B. des Jugendamtes) um das Kind kümmert.

Kinder und Jugendliche können eine Reihe von Reaktionen auf die Mitteilung des Todes einer geliebten Person zeigen. Sie können so tun, als hätten sie es nicht gehört, gegen die Neuigkeiten protestieren oder sich für eine lange Zeit weigern zu sprechen. Sie können wütend über den Verlust, den Verstorbenen und die Person sein, die es ihnen gesagt hat.

„Es ist hart zu hören, dass Julia wirklich tot ist. Es ist in Ordnung, wenn du weinen willst oder wenn du nicht weinen willst. Wann immer du über sie oder darüber, was passiert ist, sprechen möchtest, werde ich dafür da sein. Du wirst sehen, dass ich auch viele Gefühle habe. Wir können uns jetzt alle gegenseitig helfen."

Riskantes Verhalten von Kindern und Jugendlichen aktiv ansprechen

Trotzdem sollten nachdrücklich bestimmte Risiken im Verhalten zur Sprache kommen. Eltern sollten den Hinweis erhalten, dass jugendliche Kinder dazu neigen, etwas Riskantes zu tun (z. B. unangekündigt davonlaufen, sich sexuell risikoreich verhalten, Alkohol oder Drogen konsumieren oder sich auf eine andere Art waghalsig verhalten). Suizid- und Rachegedanken sollten ernst genommen werden. Jugendliche können aufgefordert werden, über die Konsequenzen von Rache nachzudenken, und dazu ermutigt werden, andere, konstruktive Wege zu finden, um auf ihre Gefühle zu reagieren.

5.2.2.12 Angehörige unterstützen, die einen Verstorbenen identifizieren müssen

Wenn Angehörige gebeten werden, einen Verstorbenen zu identifizieren, können PSNV-Kräfte hinzu gebeten werden. Manche Menschen werden das Gefühl haben, dass sie den Leichnam sehen müssen, bevor sie akzeptieren können, dass die Person tot ist. Jugendliche können gefragt werden, ob sie bei der Identifizierung anwesend sein wollen. In den meisten Fällen ist davon abzuraten, mit Kindern dem beizuwohnen, da diese weder die veränderte Erscheinung des Verstorbenen, noch die möglichen Reaktionen der Erwachsenen (z. B. Schock, Erbrechen, Schreien oder etwas bzw. jemanden schlagen) verstehen können.

„Weißt du, ich glaube Onkel Dirk würde nicht wollen, dass du ihn so siehst. Ich werde hingehen, um sicherzustellen, dass er es ist, aber ich habe nicht das Gefühl, dass du hingehen und ihn sehen solltest."

Wenn der gefundene Leichnam zu entstellt ist, um von der Familie identifiziert zu werden, ist es für Familien natürlich, wissen zu wollen, wann und wo der Leichnam gefunden wurde und was die Person vor dem Tod erlebt hat. Familienmitglieder können von unbeantworteten Fragen mehr verunsichert werden, als davon, wenn diese Fragen beantwortet werden. Sofern es mit den religiösen Traditionen der Familie übereinstimmt, können Angehörige ein Foto des Verstorbenen auf den Sarg stellen, um den Trauernden zu erlauben, die Person so zu erinnern, wie sie zu ihren Lebzeiten war, und ihr Beileid auszudrücken.

Umgang mit Kindern

Nachdem ein Familienmitglied den Leichnam eines Angehörigen identifiziert hat, sollte ein Elternteil oder eine Bezugsperson den Kindern dies mitteilen. Da junge Kinder nicht verstehen, dass der Tod endgültig ist, sollte ein Familienmitglied klarstellen, dass die Leiche des vermissten Angehörigen gefunden wurde und dass die Person tot ist. Eltern sollten dem Kind versichern, dass die geliebte Person nicht leiden muss, dass das Kind sehr von ihr geliebt wurde und dass sich um das Kind gekümmert werden wird. Anschließend sollte dem Kind die Möglichkeit gegeben werden, Fragen zu stellen. Wenn die Antwort noch nicht verfügbar ist, kann dem Kind versichert werden, dass ein Elternteil versuchen wird, zusätzliche Informationen zu bekommen. Eltern und Bezugspersonen sollten davor gewarnt werden, ihren Kindern Details der physischen Erscheinung des Leichnams mitzuteilen.

„Es war nicht leicht, Onkel Kurt zu sehen, und er würde wollen, dass wir ihn lebendig in Erinnerung behalten und uns an die schönen Zeiten erinnern, die wir mit ihm hatten. Ich erinnere mich daran, wie ich mit ihm wandern war. Du kannst dir auch jede Erinnerung an Onkel Kurt aussuchen, die du willst. Dann haben wir beide schöne Möglichkeiten, um an ihn zu denken."

5.2.3 Stabilisieren, wenn notwendig

An einen ruhigen und geschützten Ort führen!

Die meisten Personen, die von einem Unglück betroffen sind, werden keine Stabilisierung benötigen. Wenn Betroffene zu verstört, erregt, zurückgezogen oder desorientiert sind, um zu sprechen oder extreme Furcht, Angst oder Panik zeigen, sollte die aufgebrachte Person an einen ruhigen und geschützten Ort, wenn möglich im Beisein von Angehörigen und Freunden, geführt werden. Um die Person zu beruhigen, sollten die Sorgen und aktuellen Schwierigkeiten fokussiert werden, anstatt zu versuchen, die Person zu überzeugen „sich zu beruhigen" oder „sicher zu fühlen". Keine der beiden Aussagen neigt dazu, erfolgreich zu sein.

Merke:

Die folgenden Verhaltensweisen treten bei Menschen mit geistiger Behinderung häufiger auf als bei Menschen ohne Behinderung und können ein Hinweis auf eine kognitiv-emotionale Überforderung sein:

- Repetitiv-monoton vorgetragen Sätze („Ich weiß nicht!"), Vorbeireden an dem Erfragten oder perseverierende, zusammenhangslose Antworten.
- Stereotypien (z. B. Drehen der Finger vor dem Gesicht, Körperschaukeln, an den Haaren drehen).
- Unzusammenhängendes verwirrtes Reden und Schreien.
- Zwanghaftes Verhalten (z. B. Objekte aufreihen, Wasch- und Kontrollzwänge).
- Selbstverletzendes und unvorhersehbares, aggressives Verhalten (z. B. Beißen, Schlagen, Kratzen, Haarereißen, Augenbohren).
- Impulsives, überschießendes Verhalten ohne Gefahrenbewusstsein (z. B. Wutanfälle, ungezielter Bewegungsdrang, Weglaufen).
- Mutismus und extremer sozialer Rückzug.

Sind Eltern oder betreuende Erwachsene anwesend und stabil, sollten diese auf jede Art unterstützt werden. Wenn emotional überwältigte Kinder oder Jugendliche von ihren Eltern getrennt wurden, oder wenn ihre Eltern selbst nicht gut mit der Situation zurechtkommen, bedarf es einer sehr engen Betreuung durch die PSNV-Kraft.

Gespräche können zur Destabilisierung beitragen!

Zeit zur Selbstregulation geben!

Das Gespräch mit einer anderen Person, insbesondere Fragen zu intensiven Gefühlen oder Symptomen, kann zu einer Destabilisierung beitragen. In diesem Fall sollten Betroffene selber die Möglichkeit erhalten sich zu regulieren, in dem einige Minuten ohne direkte Kommunikation verstreichen. PSNV-Kräfte sollten in dieser Zeit in der Nähe bleiben. Die erfolgreiche Anwendung von Fertigkeiten der Emotionskontrolle stärkt die Selbstwirksamkeit einer Person. Daher sollten Betroffene nur dann direkt unterstützt werden, wenn ihre Regulationsfähigkeit so reduziert ist, dass sie sich ohne Hilfe nicht kontrollieren können. Im anschließenden Gespräch lassen sich meist leicht Risikofaktoren erfragen und eine systematische Problemlösung herbeiführen.

Merke:

Um das Belastungsniveau während des Gespräches abzuschätzen, können Sie wiederholt nach der aktuellen Belastung auf einer Skala von 1 bis 10 fragen.

Beruhigt die Person sich nicht, können Informationen zur aktuellen Situation und zu den nächsten Schritten der Notfallversorgung der Orientierung dienen. Wenn eine Person äußerst erregt bleibt, den Bezug zur Umgebung verliert oder anhaltend und intensiv weint, sollte die Orientierung zur Person, Zeit und Ort erfragt werden. Wenn keine dieser Handlungen zu helfen scheint, eine erregte Person zu stabilisieren, kann eine Methode eingesetzt werden, die die Person wieder in die Wirklichkeit zurückführt.

Beispiel für die Grounding-Methode:

Nach einem erschreckenden Erlebnis, kann es manchmal sein, dass Sie von Gefühlen überwältigt werden oder nicht in der Lage sind aufzuhören, über die Ereignisse nachzudenken oder das Erlebte sich vorzustellen. Um weniger von den Gefühlen überwältigt zu sein, können Sie eine Methode verwenden, die einen wieder erdet. Die Methode funktioniert, in dem Sie ihre Aufmerksamkeit von ihren Gedanken zurück auf die äußere Umwelt lenken. Folgendes können Sie tun:

- Setzen Sie sich in eine angenehme Positionen, ohne Ihre Arme oder Beine zu verschränken.
- Atmen Sie langsam tief ein und aus.
- Sehen Sie sich um und benennen Sie fünf nicht Stress auslösende Gegenstände, die Sie sehen können. Zum Beispiel können Sie sagen: „Ich sehe den Fußboden, ich sehe einen Schuh, ich sehe einen Tisch, ich sehe einen Stuhl, ich sehe einen Menschen."
- Atmen Sie langsam tief ein und aus.
- Benennen Sie als nächstes fünf nicht Stress auslösende Geräusche, die Sie hören können. Zum Beispiel können Sie sagen: „Ich höre eine Frau sprechen, ich höre mich selbst atmen, ich höre wie eine Tür geschlossen wird, ich höre jemanden tippen, ich höre ein Handy klingeln."
- Atmen Sie langsam tief ein und aus.
- Benennen Sie als nächstes fünf nicht Stress auslösende Dinge, die Sie fühlen können. Zum Beispiel können Sie sagen: „Ich kann die hölzerne Armlehne an meinen Händen fühlen, ich kann meine Zehen in meinen Schuhen fühlen, ich kann fühlen wie mein Rücken an den Stuhl gelehnt ist, ich kann die Decke in meinen Händen fühlen, ich kann meine zusammengepressten Lippen fühlen."
- Atmen Sie langsam tief ein und aus.

Medikation ist die letztmögliche Maßnahme!

Wenn keine dieser Interventionen bei der psychischen Stabilisierung helfen, sollte ein Notarzt oder Psychiater verständigt werden, da Medikamente notwendig sein könnten. Medikamente sollten nie routinemäßige bei akuten traumatischen Stressreaktionen eingesetzt werden. Die Verwendung von Medikamenten sollte nur dann in Betracht gezogen werden, wenn eine Person auf andere Interventionen nicht reagiert hat.

Merke:

Am Einsatzort werden gerne Benzodiazepine zur Beruhigung eingesetzt. Diese Medikation wird leider später von anderen Ärzten aufgrund ihrer anxiolytischen Wirkung fortgeführt. Benzodiazepine können zwar kurzfristig die aufgetretenen Beschwerden reduzieren, behindern aber auch die natürlich einsetzende emotional-kognitive Verarbeitung. Für eine nachfolgende Behandlung können sich drei erhebliche Hindernisse ergeben: (1) Diese Medikamente haben ein hohes Abhängigkeitspotenzial, das den meisten Betroffenen nicht bekannt ist. (2) Die Einnahme von Benzodiazepine ist eine Kontraindikation für traumafokussierende Verfahren, da hirnphysiologische Veränderungen in Folge psychotherapeutischer Interventionen vom jeweiligen Zustand abhängen und daher die Wirksamkeit der Interventionen unter dieser Bedingung nicht nachhaltig ist. (3) Nach dem Absetzen des Medikamentes ist mit einer höheren posttraumatischen Symptomatik als vor Einnahme zu rechnen (Gelpin, Bonne, Peri, Brandes & Shalev, 1996).

5.2.4 Momentane Bedürfnisse und Sorgen kennenlernen

Die folgenden Interventionen sollten an einzelne Personen und ihre unmittelbaren Bedürfnisse und Sorgen angepasst werden. In den meisten Situationen ist die Möglichkeit, Informationen zu sammeln, von Faktoren wie Zeit, den Bedürfnissen und Prioritäten der Opfer und Angehörigen eingeschränkt.

Art und Schwere der Erlebnisse während des Unglücks. Opfer, die direkt Situationen erlebt haben, die für sie oder ihre Angehörigen lebensbedrohlich waren, oder die verletzt wurden oder miterlebt haben, wie eine Person verletzt wurde oder starb, haben ein erhöhtes Risiko für schwerere oder längerfristige Belastungsreaktionen. Personen, die sich äußerst verängstigt oder hilflos gefühlt haben, können ebenfalls mehr Schwierigkeiten bei der Bewältigung des Unglücks haben.

Merke:

Wenn Sie unglücksbezogene, traumatische Erfahrungen klären, sollten Sie es vermeiden, nach detaillierten Beschreibungen zu fragen, da das eine zusätzliche Belastung auslösen kann. Bitten Sie immer um Erlaubnis einige Fragen stellen zu dürfen. In den meisten Fällen ist es ausreichend, nach dem Aufenthaltsort während des Unglücks, nach Verletzungen der eigenen oder anderer Personen und nach dem Ausmaß der erlebten Angst bzw. Hilflosigkeit zu fragen. Andererseits sollten Sie Personen, die sehr aufgewühlt sind und unbedingt über ihre Erfahrungen sprechen wollen, höflich und respektvoll mitteilen, dass es jetzt zunächst sehr hilfreich ist, ein paar *grundlegende* Informationen zu bekommen, so dass Sie ihnen bei ihren momentanen Bedürfnissen helfen und zukünftige Hilfe planen können. Teilen Sie den Personen mit, dass in der Zukunft eine Gelegenheit arrangiert werden kann, bei der ihre Erfahrungen in einem angemessenen Umfeld besprochen werden können.

Tod einer geliebten Person. Der Tod einer geliebten Person unter traumatischen Umständen ist niederschmetternd und kann den Trauerprozess erschweren und verlängern. Zu diesem Zeitpunkt sind es weniger Worte als Gesten des Mitgefühls und der Fürsorge, die den Hinterbliebenen helfen zu trauern. Für psychosoziale Unterstützung, nachdem die PSNV-Kraft den Einsatz beendet hat, sollte gesorgt sein. Nach einem Suizid besteht eine höhere Wahrscheinlichkeit, dass andere, mit gleichen psychosozialen Merkmalen wie der Suizident das Verhalten nachahmen (Werther-Effekt).

Eigengefährdung erfragen!

Sorge um die Sicherheit einer geliebten Person. Die Sorge um die Sicherheit einer geliebten Person kann eine zusätzliche Quelle für Belastungen darstellen. Angehörige und Freunde mit diesen Bedenken können praktische Hilfen zur Verfügung gestellt werden, wie den Kontakt mit verfügbaren Informationsquellen und Registrierungsstellen herzustellen, um dabei zu helfen, Familienmitglieder zu lokalisieren oder wieder zusammenzuführen.

Reale oder antizipierte Verluste. Wenn Opfer, Überlebende und deren Angehörige beträchtliche materielle Verluste (z. B. Heim, Unternehmen, persönlicher Besitz) oder den Abbruch sozialer Netzwerke (z. B. Schule und Nachbarschaft) nach dem Unglück erleiden müssen, kann ihr Bewältigungsprozess durch Hoffnungslosigkeit und weitere depressive Symptome kompliziert werden. Verluste können eine sehr ideosynkratische Bedeutung (z. B. bei Haustieren und Fotoalben) besitzen. Ferner kann es Betroffene sehr verunsichern, wenn das Unglück oder seine Folgen bevorstehende, besondere Lebensereignisse stört, die in der Entwicklung wichtig sind (z. B. Geburtstage, Abschlüsse, Beginn von Schule oder Universität, Hochzeit, Urlaub). Den Betroffenen ist – wenn möglich – praktische Hilfe anzubieten, indem die Verbindung mit vorhandenen Ressourcen (z. B. Unterbringung, finanzielle Unterstützung, rechtliche Vertretung) hergestellt und soziale Unterstützung gegeben wird. Die Unterstützung von der Familie, von Freunden und von der Gemeinde kann maßgeblich die Fähigkeit erhöhen, Belastungen nach einem Unglück zu bewältigen.

Verluste und Einschnitte im Alltag und der näheren Entwicklung erfragen!

Psychopathologische Besonderheiten. Wenn früher bestehende psychische Störungen, vorhergehender Substanzmissbrauch, frühere traumatische Ereignisse oder Verluste abgeklärt werden, ist zu diesem Zeitpunkt zu vermeiden, dass die Vorgeschichte im Detail (z. B. Geschehnisse während vorhergehender belastender traumatischer Ereignisse, vollständige diagnostische Kriterien einzelner Störungen) ausführlich erfragt werden.

Merke:

Erklären Sie deutlich die Gründe für Ihre Fragen, z. B.: „Manchmal können solche Ereignisse Personen an frühere schlechte Zeiten erinnern. Haben Sie zuvor schon mal ein Unglück miterlebt?" oder „Manchmal bemerken Personen, die Alkohol benutzen, um Belastungen zu bewältigen, dass sie nach so einem Ereignis mehr trinken. Hatten Sie in der Vergangenheit Probleme mit

Alkohol, verschreibungspflichtigen Medikamenten oder Drogen? ..." Insbesondere Bewertungen der Explorationsergebnisse und Prognosen sind zu unterlassen.

Wenn in der Vergangenheit eine psychotische oder affektive Störung aufgetreten ist, kann eine psychopharmakologische Behandlung auch jetzt wieder notwendig werden. Möglicherweise ist für eine begrenzte Zeit die Dosis der Medikamente zu steigern. Bestanden bereits vor dem Ereignis Suizidgedanken, können diese sich angesichts von zusätzlichen psychosozialen Belastungen, materiellen Verlusten und körperlichen Verletzungen hinterher zu konkreten Suizidplänen, -vorstellungen und -impulsen wandeln. Bei Betroffenen von psychischen Störungen sollte die Eigengefährdung aktiv angesprochen werden. Wenn eine Person unmittelbar gefährdet ist, sich selbst oder andere zu verletzen, sollte die PSNV-Kraft bei ihr bleiben, bis ein Notarzt, Psychiater oder der sozial psychiatrische Dienst vor Ort ist. Personen, die in psychotherapeutischer bzw. psychiatrischer Behandlung sind, sollten darin unterstützt werden, die ihnen bekannten Behandler zeitnah aufzusuchen. Basierend auf dem bisherigen Behandlungsverlauf können diese notwendige Interventionen und weitergehende Schritte einleiten (z. B. Erhöhung der Sitzungsfrequenz, Veränderung der Medikation, Einweisung in eine Klinik).

Psychiatrische bzw. psychotherapeutische Behandlung sichern!

Informationen, die für einen Arzt hilfreich sein können:

- Eine Liste momentan benötigter Medikamente.
- Gegenwärtige Medikamente, die laufende Überwachung von einem Arzt benötigen.
- Zugang zu momentan verschriebenen Medikamenten, Ärzten und Apotheken.
- Die Compliance der Betroffenen in Bezug auf die Einnahme der Medikamente.
- Hinweise auf Substanzmissbrauch oder Entzugssymptome.
- Anhaltende medizinische oder psychische Probleme.

Da einige geistige Behinderungen häufig mit tiefgreifenden Entwicklungsstörungen, organischen Behinderungen und körperlichen Erkrankungen einhergehen, sollte auf die medizinische Versorgung geachtet werden. Auch psychische Störungen kommen häufig bei Menschen mit geistiger Behinderung vor (vgl. Došen, 2010).

Offene Frage am Ende stellen!

Abschließend ist es sinnvoll, eine offene Frage zu stellen, um sich zu vergewissern, dass keine wichtigen Informationen oder Sorgen übersehen worden sind. Wenn mehrere Problembereiche ausgemacht worden sind, sollten diese zusammengefasst werden. Anschließend sollte gemeinsam festgelegt werden, in welcher Reihenfolge die Bereiche angegangen werden sollen.

5.2.5 Praktische Hilfe anbieten

Betroffenen Personen benötigte Ressourcen zur Verfügung zu stellen, kann deren Gefühle von Selbstwirksamkeit, Hoffnung und Würde wiederherstellen. Es kann Personen auch dabei helfen, erreichbare Ziele zu setzen und wiederholte Erfolgserlebnisse zu haben und das Gefühl der Kontrolle über die Umgebung wieder zu erlangen, was für eine positive Bewältigung des Unglücks notwendig ist. Viele Opfer, Überlebende, Angehörige, Hinterbliebene und Vermissende werden einen pragmatischen Schwerpunkt und Hilfe beim Lösen von Problemen willkommen heißen. Da Problemlösen unter den Bedingungen nach einem Unglück erschwert sein kann, ist es hilfreich, den Prozess in überschaubaren Schritten gemeinsam zu durchlaufen und möglicherweise schriftlich festzuhalten:

Strukturierte und konkrete Problemlösung fördern!

- *Schritt 1: Unmittelbare Bedürfnisse identifizieren.* Wenn ein Betroffener mehrere Bedürfnisse oder momentane Sorgen identifiziert hat, wird es notwendig sein, sich auf eine Sache nach der anderen zu konzentrieren. Für manche Bedürfnisse wird es Lösungen geben, die unmittelbarer sind (zum Beispiel, etwas zu Essen zu besorgen oder ein Familienmitglied anzurufen, um ihm zu versichern, dass es dem Betroffenen gut geht). Andere Bedürfnisse (z. B. eine geliebte Person zu lokalisieren, die Versicherung für verlorenen Besitz geltend zu machen oder Pflegedienste für Familienmitglieder zu organisieren) werden nicht so schnell gelöst werden können. Dennoch kann der Betroffene in der Lage sein, konkrete Schritte einzuleiten, um das Problem anzugehen (z. B. eine Vermisstenanzeige aufgeben, ein Versicherungsformular ausfüllen oder Pflegedienste beantragen). Im Folgenden findet sich ein Beispiel für die Einleitung zum Problemlösen mit einem Jugendlichen:

  „Es hört sich so an, als würdest du dich sehr um einige verschiedene Dinge sorgen, zum Beispiel, was mit eurem Haus passiert ist, wann dein Vater kommt und was als nächstes geschehen wird. Das sind alles wichtige Dinge, aber wir sollten herausfinden, was im Moment am wichtigsten ist und dann einen Plan machen."

- *Schritt 2: Bedürfnis klären.* Das priorisierte Bedürfnis sollte konkret beschrieben sein. Wenn dieses verstanden und geklärt ist, wird es einfacher sein, praktische Schritte zu finden. Im Folgenden findet sich ein Beispiel für die Einleitung zum Problemlösen mit einem Erwachsenen:

  „Nachdem, was Sie mir erzählt haben, Frau Schmidt, verstehe ich, dass es momentan Ihr wichtigstes Ziel ist, Ihren Mann zu finden und sich zu vergewissern, dass es ihm gut geht. Wir sollten uns darauf konzentrieren. Lassen Sie uns gemeinsam überlegen, wie Sie das hinkriegen, wenn der Mobilfunk nicht funktioniert."

- *Schritt 3: Konkrete Schritte planen.* Es kann sein, dass die betroffene Person sagt, was sie tun möchte, oder dass PSNV-Kräfte eigene Vorschläge einbringen. Um Bedürfnisse angehen zu können, sollten vorher zu Verfügung stehende Hilfsangebote bekannt sein (z. B. Nahrung, Kleidung, Unterkunft) oder kurzfristig eingeholt werden können (z. B. psychosoziale Unterstützung, geistlicher Beistand, finanzielle Hilfe, Hilfe bei der Lokalisierung eines vermissten Familienmitglieds oder Freundes). Möglicherweise hat die Person auch das Bedürfnis, als freiwilliger Helfer zu den Hilfsmaßnahmen beizutragen.
- *Schritt 4: Bedürfnisse aktiv angehen.* Betroffenen wird geholfen, aktiv zu werden, wenn der nächste Schritt konkret und zeitlich festgelegt ist und erste Hürden ausgeräumt wurden (z. B. Adressensuche, Terminvereinbarung mit einer Einrichtung).

5.2.6 Soziale Unterstützung aufbauen

Gegenseitige soziale Unterstützung geben und nehmen!

Soziale Unterstützung hängt mit dem psychischen Wohlbefinden und der Erholung von einem Unglück eng zusammen. Menschen, die gute soziale Kontakte haben, werden sich wahrscheinlich mehr mit unterstützenden Aktivitäten beschäftigen, sowohl Unterstützung zu erhalten als auch zu geben. Ein unmittelbares Anliegen vieler Betroffener ist es, den Kontakt zu ihren primären Bezugspersonen herzustellen (z. B. zu [Ehe-]Partnern, Kindern, Eltern). Andere nahe stehende Personen können enge Freunde, Nachbarn, Arbeitskollegen sein. Betroffene, die sich einer Kirche oder religiösen Gemeinschaft zugehörig fühlen, können Zugang zu einem wertvollen, unterstützenden Netzwerk haben, welches die Bewältigung des Ereignisses erleichtern kann. Um ihnen zu helfen, diese Personen zu erreichen, sollten praktische Schritte unternommen werden (per Telefon, per E-Mail, durch internetbasierte Datenbanken).

Wenn Personen von ihrem unterstützenden sozialen Netzwerk abgeschnitten sind, sollten sie ermutigt werden, unmittelbar verfügbare soziale Unterstützung in Anspruch zu nehmen (z. B. der PSNV-Kräfte oder anderer Betroffener). Es kann hilfreich sein, Lesestoff anzubieten (z. B. Zeitschriften, Zeitungen, Informationsblätter; vgl. z. B. die Merkblätter *Förderung der sozialen Unterstützung* unter http://www.pknds.de/37.0.html) und das Material mit den Personen zu besprechen. Wenn Personen sich in einer Gruppe befinden, können Fragen gesammelt und das Problemlösen initiiert werden. Wenn Mitglieder dieser Gruppe aus verschiedenen Regionen oder Gemeinden kommen, können diese dabei unterstützt werden, sich zu finden und vorzustellen. Kleine Gruppendiskussionen können einen Startpunkt für weitere Unterhaltungen und soziale Verbindungen darstellen.

Wenn Senioren mit körperlichen Einschränkungen oder Menschen mit geistiger Behinderung betroffen sind, ist der Kontakt zu einem jüngeren Erwachsenen oder, wenn verfügbar, zu einem jugendlichen Freiwilligen herzustellen, der sozialen Kontakt und Hilfe bei alltäglichen Aktivitäten leisten kann. Wenn angemessen, können ältere Menschen die Möglichkeit anbieten, Familien zu helfen, indem sie Zeit mit ihren jüngeren Kindern verbringen und ihnen vorlesen, sie beaufsichtigen, während sie spielen, oder Spiele mit ihnen spielen. Kinder und Jugendliche können sich mit anderen Kindern ähnlichen Alters mit beruhigenden, vertrauten Aktivitäten beschäftigen. Ältere Kinder und Jugendliche können ermutigt werden, jüngere Kinder in Aktivitäten anzuleiten.

Aktivitäten, die nur Papier und Stift benötigen:

- *Vier gewinnt*
- *Basketball:* Papierbälle in einen leeren Papierkorb versuchen zu werfen.
- *Papier, Schere, Stein*
- *Himmel und Hölle*
- *Lufthockey:* Machen Sie eine Papierkugel; die Kinder müssen versuchen, sie über den Tisch in das Tor der gegnerischen Mannschaft zu pusten. Das Spiel kann verwendet werden, um die tiefe Atmung zu üben.
- *Kritzelspiel:* Jeweils zwei Kinder bilden ein Paar, ein Kind macht ein Gekritzel auf dem Papier und sein Partner muss etwas zu dem Gekritzel hinzufügen, so dass es sich in ein sinnvolles Bild verwandelt.
- *Zeichnen in der Gruppe:* Die Kinder sitzen im Kreis, das erste Kind beginnt mit einer Zeichnung. Nach 10 Sekunden gibt das Kind das Bild an das Kind zu seiner Rechten weiter. So geht es weiter, bis alle Kinder etwas zu dem Bild beigetragen haben. Dann können Sie der Gruppe das endgültige Bild präsentieren. Regen Sie an, dass die Kinder etwas Positives malen (keine Bilder vom Unglück), etwas das das Gefühl von Schutz und Sicherheit fördert.
- *Kette aus Papier:* Die Kinder schreiben auf jedes Glied der Kette den Namen einer Person aus ihrem sozialen Netz. Jugendliche können Sie auch bitten, die Art der Unterstützung zu beschreiben, die sie von jeder Person bekommen (z.B. emotionale Unterstützung, Rat und Information, materielle Hilfe).

Hindernisse für die soziale Unterstützung ausräumen!

Um Betroffenen zu helfen, den Wert sozialer Unterstützung und des Austausches schätzen zu lernen, kann es sein, dass vorher Gedanken und damit assoziierte Gefühle ausgeräumt werden müssen, die mittelfristig zu einer psychischen Beeinträchtigung beitragen können. Tabelle 10 stellt einige Gefühle mit typischen Gedanken nach traumatischen Ereignissen dar. Falls Menschen zaudern, Hilfe anzunehmen, sollten diese antizipatorisch angesprochen werden.

Tabelle 10: Gefühle nach traumatischen Ereignissen

Gefühle	Interpretation	Beispiele	Handlungs-impuls
Angst	Ich oder etwas mir nahe Stehendes ist bedroht und ich bin nicht in der Lage mich zu wehren.	„Das Geschehen ist nicht vorbei. Ich oder andere mir nahe stehende Menschen könnten jederzeit wieder verletzt oder bedroht werden!“	Vermeidung und Flucht
Wut	Ich selbst oder jemand nahe Stehender, bzw. meine Ziele und Werte sind bedroht und ich bin in der Lage etwas zu tun.	„Die Hilfe kommt zu spät!“ „Reden hilft da nicht, praktische Hilfe wäre da richtig!“ „Die müssen dafür büßen!“	Angriff und Rache
Schuld	Ich habe bewusst gegen ein moralisches Verbot von mir verstoßen.	„Das ist alles nur wegen mir geschehen! Ich allein trage die Verantwortung.“ „Ich habe es nicht verdient, Unterstützung in Anspruch zu nehmen!“	Sühne und Wiedergutmachung
Scham	Ich entspreche nicht der Rollenerwartung, die andere oder ich selber an mich richte.	„Ich bin schwach, wenn ich Hilfe brauche!“ „Andere werden mich auslachen, wenn sie erfahren, was ich während des Ereignisses gedacht oder getan habe!“	Verstecken und Verbergen
Ekel	Etwas Unangenehmes droht in mich einzudringen.	„Mir sieht man es an, dass ich vergewaltigt worden bin!“ „Das Blut scheint noch an meinen Händen zu kleben, auch wenn ich sie schon mehrfach gewaschen habe.“	Reinigen und Ausspeien
Einsamkeit	Ich habe niemanden, der meine Erlebnisse versteht und mich unterstützt	„Ich bekomme keine Hilfe, auch wenn ich Unterstützung suche!“ „Das Erlebnis war zu schrecklich als dass es jemand verstehen könnte.“ „Ich belaste die anderen nur!“	Sozialer Rückzug

Abschließend sollte darauf hingewiesen werden, dass manche Menschen es nach einem Unglück vorziehen, nicht über ihre Erfahrungen zu sprechen und dass es sich gut anfühlen kann, Zeit mit nahe stehenden Personen zu verbringen ohne zu sprechen. Der Gesprächsfokus sollte nicht darauf liegen, unglücksbezogene Erfahrungen oder Verluste zu besprechen, sondern praktische Hilfe zur Verfügung zu stellen und momentane Bedürfnisse und Bedenken zu lösen.

5.2.7 Informationen zur Bewältigung der Ereignisse geben

Wenn angemessen, können verbreitete Belastungsreaktionen auf traumatische Erfahrungen und Verluste kurz angesprochen werden. Die Vorwegnahme, insbesondere der verbreiteten Intrusionen und Hinweisen von Übererregung, sollte die Beschwerden entpathologisieren.

„Alle Beschwerden, die unmittelbar nach dem Ereignis und auch noch Tage danach auftreten, sind normale Reaktionen auf ein außergewöhnliches Ereignis. In der überwiegenden Mehrheit der Fälle klingen die Beschwerden in den kommenden zwei Wochen ab. Ihr Gehirn wird in den kommenden Tagen versuchen, die Erfahrung zu verarbeiten. Dabei ist es üblich, dass Sie immer wieder plötzliche Erinnerungen und Alpträume erleben. Dann ist das Gehirn gerade dabei, die Erinnerungen zu bearbeiten. Sie können Ihr Gehirn dabei unterstützen. Auch wenn es möglicherweise schwerfällt, sollten Sie regelmäßig essen, sich bewegen und versuchen zu schlafen. Lassen Sie uns gemeinsam überlegen, was Sie für sich tun können."

Anschließend können auch positive Reaktionen auf das Ereignis genannt werden, einschließlich der Wertschätzung für das Leben, die Familie und Freunde oder gestärkte religiöse Überzeugungen und soziale Kontakte.

5.2.7.1 Aktive Bewältigungsstrategien fördern

Funktionales Bewältigungsverhalten anregen und aufbauen!

Im Anschluss sollten funktionale und dysfunktionale Bewältigungsstrategien (schriftlich) gesammelt werden (vgl. Tab. 11). Funktionales Bewältigungsverhalten sind Handlungen, die dabei helfen, belastende Reaktionen zu verringern, die Situation zu verbessern oder schlimme Zeiten durchzustehen. Verhalten, welches Probleme nicht wirksam angeht bzw. aufrechterhält, und möglicherweise zusätzliche Probleme schafft, wird als dysfunktional bewertet.

Das Ziel, beide Formen der Strategien zu besprechen, besteht darin, andere Möglichkeiten der Bewältigung in Betracht zu ziehen und persönliche Stärken bei der Bewältigung herauszufinden, zu würdigen und zu nutzen. Dabei können auch die negativen Konsequenzen von Bewältigungsstrategien durchdacht und Entscheidungen gefördert werden, wie die Ereignisse individuell bewältigt werden. Bewusst sollte das Gefühl von persönlicher Kontrolle über die Bewältigung und die Anpassung an veränderte Lebensbedingungen gestärkt werden.

Um Kindern und Jugendlichen zu helfen, positive und negative Formen der Bewältigung zu identifizieren, können Bewältigungsstrategien, die das Kind im Moment benutzt, auf Zettel geschrieben werden. Anschließend kann mit dem Kind über funktionale und dysfunktionale Bewältigungsmöglichkeiten gesprochen werden. Das Kind kann dann die Zettel in die beiden Kategorien einordnen und angeregt werden, wie das Kind seine funktionalen Bewältigungsfertigkeiten vermehren kann. Mit jüngeren Kindern kann Memory gespielt werden, bei dem jede Fertigkeit auf zwei Zettel geschrieben wird. Die Zettel werden gemischt und mit der unbeschriebenen Seite nach oben gelegt. Die Kinder versuchen, die passenden Paare zu finden. Sobald ein Kind ein Paar gefunden hat, kann besprochen werden, ob es eine gute oder schlechte Strategie ist, um sich besser zu fühlen.

Tabelle 11: Funktionale und dysfunktionale Bewältigungsstrategien

Was hilft...	Was nicht hilft...
– Durch Gespräche mit anderen Unterstützung erfahren. – Mit anderen Menschen Zeit verbringen. – Angenehme Dinge unternehmen, die von der Belastung ablenken (z. B. Sport, Hobbys, Lesen). – Entspannungsmethoden anwenden (z. B. Atemübungen, Meditation, beruhigende Selbstgespräche). – Genug Schlaf und gesunde Mahlzeiten. – Pausen einlegen. – Versuchen, einen normalen Tagesablauf aufrecht zu erhalten. – Gemäßigte körperliche Betätigung. – Angenehme Aktivitäten in den Tagesablauf einplanen. – Tagebuch schreiben. – Professionelle Beratung aufsuchen.	– Zur Bewältigung der Belastung Alkohol oder Drogen benutzen. – Sich zu überarbeiten. – Es extrem vermeiden, über das Ereignis nachzudenken oder zu sprechen. – Sich von Familienmitgliedern und Freunden zurückziehen. – Wut oder Gewalt. – Nicht auf sich selbst Acht geben. – Sich überessen oder zu wenig essen. – Riskante Dinge tun. – Übermäßiges Fernsehen oder Video spielen. – Sich von angenehmen Aktivitäten zurückziehen. – Anderen die Schuld geben.

Eltern und Bezugspersonen auf Veränderungen vorbereiten

Eltern sollten darauf hingewiesen werden, dass psychische Beschwerden und Rückschritte in der Entwicklung bei Kindern und Jugendlichen normal und meist vorübergehend sind. Außerdem ist mit Eltern darüber zu sprechen, wie sie mit ihren Kindern über unangenehme Gefühle und deren Bewältigung sprechen können. Jüngere Kinder und einige Menschen mit geistiger Behinderung können keine direkte Auskunft über ihre inneren Prozesse geben. Stattdessen können sie gebeten werden, von körperlichen Empfindungen zu berichten. Dazu kann auch ein Körperumriss genutzt werden. Wenn sie hingegen in der Lage sind, über Gedanken und Gefühle zu sprechen, ist es hilfreich, verschiedene Gefühle vorzuschlagen und sie zu bitten, ein Gefühl auszuwählen, anstatt eine offene Frage zu stellen. Andere Materialien (z. B. Spielfiguren, Knete) können den Ausdruck und die Kommunikation von Gefühlen erleichtern. In jedem Fall sollte eine abgeschirmte und reizarme Umgebung für ein Gespräch gewählt werden und der Fokus auf der Bewältigung liegen. Ein Gespräch mit einem Grundschulkind könnte wie folgt beginnen:

> „Nachdem schreckliche Dinge passiert sind, kann es sein, dass du starke Gefühle in deinem Körper empfindest, die kommen und gehen wie Wellen im Ozean. Wenn du dich schlecht fühlst, solltest du mit deiner Mama oder deinem Papa sprechen, damit sie dir helfen, dich zu beruhigen."... „Selbst Erwachsene brauchen in diesen Zeiten Hilfe. Viele Erwachsene arbeiten zusammen, um bei dem, was geschehen ist, zu helfen und dabei, dass sich die Menschen wieder erholen. Dich zu beschäftigen kann dir helfen, mit deinen Gefühlen zurechtzukommen und ein Anfang sein, die Situation in den Griff zu bekommen."

Informationen und konkrete Hinweise für Eltern zur Bewältigung psychischer Beschwerden bei Kindern und Jugendlichen lassen sich im Internet unter http://www.pknds.de/37.0.html abrufen. Spezifische Hilfestellungen und Materialien für Ereignisse im Kontext von Schulen finden sich andernorts (Karutz, 2010; KrisenKompass, 2010).

5.2.7.2 Den Umgang mit Alkohol und anderen Substanzen thematisieren

Funktionen des gesteigerten Substanzkonsums!

Der Konsum von Alkohol und anderen Substanzen kann eine besonders dysfunktionale Bewältigungsstrategie sein. Wenn der Konsum von Alkohol und anderen Substanzen bedenklich ist, sollte den Personen erklärt werden, dass viele Menschen, einschließlich Jugendlicher, die Belastungsreaktionen erleben, Alkohol trinken oder verschreibungspflichtige Medikamente oder Drogen benutzen, um ihre negativen Gefühle zu vermindern. Im Sinne der motivationalen Gesprächsführung (Miller & Rollnick, 2005) ist darauf zu achten, dass zuerst die positiven Funktionen des Konsums zum aktuellen Zeitpunkt für den Betroffenen herausgestellt werden. Diese können als Vermeidung von Beschwerden, Ablenkung traumaassoziierter Stimuli und allgemein als Versuch der Stressbewältigung zusammengefasst werden. Längerfristige Auswirkungen (u. a. auf die negative Entwicklung von familiären Beziehungen und berufliche Aufgaben) sind anschließend behutsam zu thematisieren. Schwierigkeiten hinsichtlich Abstinenz oder sicheres Konsumverhalten sollten antizipiert werden. Wenn es angemessen und von der Person akzeptiert ist, kann die Person zu einer Suchtberatungsstelle vermittelt werden.

5.2.7.3 Entspannung im Alltag fördern

Einfache Entspannungstechniken helfen dabei, hohe Erregung und körperliche Anspannung zu reduzieren. Sie können, wenn sie regelmäßig praktiziert werden, den Schlaf, die Nahrungsaufnahme und die Bewältigung alltäglicher Aufgaben verbessern. Wenn Betroffene vor dem Unglück schon Entspannungstechniken gelernt haben, sollte das bisher Gelernte genutzt werden, anstatt etwas Neues beizubringen. Einfache Atemübungen können schnell vermittelt werden. Es ist am besten, diese Techniken zu vermitteln, wenn Betroffene gelassen sind und aufmerksam sein können. Es kann für Familienmitglieder hilfreich sein, sich gegenseitig anzuregen, diese Techniken regelmäßig zu nutzen und zu üben. Eine Anleitung für die Atemübung könnte folgendermaßen formuliert werden:

„Atmen Sie langsam durch Ihre Nase ein (eintausend eins, eintausend zwei, eintausend drei) und füllen Sie Ihre Lunge langsam mit Luft bis in Ihren Bauch. Sagen Sie sich leise: ‚Mein Körper füllt sich mit Ruhe.' Atmen Sie langsam durch Ihren Mund aus (eintausend eins, eintausend zwei, eintausend drei) und leeren Sie Ihre Lunge langsam. Sagen Sie sich leise: ‚Mein Körper entspannt sich.' Wiederholen Sie die Übung langsam fünfmal."

Kinder können beispielweise so instruiert werden:

„Lass uns eine andere Art zu atmen üben, die dabei helfen kann, unseren Körper zu beruhigen. Lege eine Hand so auf deinen Bauch. *(Führen Sie es vor.)* Gut, wir werden durch unsere Nase einatmen. Wenn wir einatmen, werden wir uns mit viel Luft füllen und unsere Bäuche werden so hervorschauen. *(Führen Sie es vor.)*

Dann werden wir durch unseren Mund ausatmen. Wenn wir ausatmen, ziehen sich unsere Bäuche so ein. *(Führen Sie es vor.)* Wir können so tun als wären wir ein Luftballon, der sich mit Luft füllt und dann die Luft wieder raus lässt, schön langsam.

Wir atmen ganz langsam ein, während ich bis drei zähle. Ich werde auch bis drei zählen, während wir ganz langsam wieder ausatmen. Lass es uns zusammen versuchen … Super gemacht!"

5.2.7.4 Familien unterstützen, in den Alltag zurückzukehren

Familienroutinen und Tagesstruktur fördern!

Damit sich Familien von den Ereignissen erholen können, ist es wichtig, nach einem Unglück, soweit möglich, Familienroutinen (z. B. wertvolle Zeit mit Spielen, Lesen und Sport gemeinsam verbringen) und eine Tagesstruktur (z. B. feste Zeiten für Mahlzeiten, Aufstehen und Schlafengehen) zu etablieren. Es ist besonders wichtig, Familienmitgliedern zu helfen ein gegenseitiges Verständnis ihrer unterschiedlichen Erfahrungen, Reaktionen und Erholungsverläufe zu entwickeln und dabei zu helfen, einen Plan für die Familie aufzubauen, um diese Unterschiede zu kommunizieren.

„Als Folge der unterschiedlichen Erfahrungen, die jeder von Ihnen während und nach dem Unglück gemacht hat, kann es sein, dass jedes Familienmitglied unterschiedliche Reaktionen zeigt und unterschiedliche Erholungsverläufe hat. Es kann schwierig sein, mit diesen Unterschieden zurechtzukommen und kann dazu führen, dass sich Familienmitglieder nicht verstanden fühlen, sich streiten oder sich gegenseitig nicht unterstützen. Zum Beispiel kann ein Familienmitglied mehr von einem Trauma oder von Dingen, die an den Verlust eines geliebten Menschen erinnern, gequält werden als andere Familienmitglieder."

Unterschiede in der Verarbeitung antizipieren!

Die Familienmitglieder sollten ein Verständnis dafür entwickeln, dass die Einzelnen unterschiedliche Bedürfnisse haben und entsprechend anders reagieren. Sie sollten auch ermutigt werden, über Dinge zu sprechen, die sie stören, so dass die anderen wissen, wie und wann sie die Person unterstützen können. Familienmitglieder können sich auf verschiedene Weise gegenseitig unterstützen (z. B. zuhören und versuchen, sich zu verstehen, jemanden mit einer Umarmung trösten, mit kleinen Aufmerksamkeiten aufheitern).

Jugendliche auch auf die Veränderung elterlichen Verhaltens vorbereiten!

Wenn ein Unglück Erwachsene mit Gefahr und Verlust konfrontiert, kann es sein, dass Jugendliche danach bemerken, dass ihre Eltern und Bezugspersonen sich mehr um ihre Sicherheit sorgen und folglich restriktiver in dem sind, was sie ihren jugendlichen Kindern erlauben (z. B. abends früher nach Hause kommen müssen, selbst wenn die Bezugsperson es vor dem Unglück erlaubt hat). PSNV-Kräfte können Jugendlichen dabei helfen, diese Veränderung im Verhalten ihrer Eltern und Bezugspersonen nachzuvollziehen. Das strenge Verhalten ist für gewöhnlich vorübergehend. Um überflüssige Konflikte zu vermeiden, während sich die Familie erholt, sollten Vereinbarungen ausgehandelt werden.

„Wenn so ein Unglück passiert, werden Eltern und Bezugspersonen oftmals ängstlicher, was die Sicherheit ihrer Kinder betrifft und verbieten deswegen mehr Dinge. Während also deine Eltern das Gefühl haben, dich an die kurze Leine legen zu müssen, um sicher zu stellen, dass du in Sicherheit bist, kannst du versuchen, ihnen entgegen zukommen und nachsichtig zu sein. Dieses Verhalten deiner Eltern ist meist nur vorübergehend und wird wahrscheinlich abnehmen, wenn sich die Dinge beruhigen."

5.2.8 Kontakt zu gemeinnützigen Angeboten und psychosozialer Versorgung herstellen

Um zukünftig Unterstützung zu erhalten, sollten Personen mit benötigten Hilfsangeboten direkt vernetzt werden (z. B. Adressen und Telefonnummern von Beratungsstellen, medizinischen und psychotherapeutischen Ambulan-

Längerfristig angelegte psychosoziale Notfallversorgung gewährleisten!

zen). Zusätzlich sollte die Verbindung zu Hilfsangeboten gewährleistet sein, die den Personen vor dem Unglück geholfen haben (z. B. medizinischer Behandlung, Familien- oder Haushaltshilfe, Transportangebote). Besonders ist auf Senioren, Alleinerziehende und Familien mit vielen Kindern zu achten. Wenn eine hohe Belastung der Eltern durch das Ereignis ausgelöst wurde, insbesondere dann wenn die Verletzung und die psychische Belastung eines Kindes durch die Eltern hervorgerufen wurde (z. B. innerpartnerschaftliche Gewalt, Verkehrsunfall), oder die Eltern-Kind-Interaktion bereits vor dem Ereignis belastet war, bedarf es einer länger angelegten, psychosozialen Unterstützung. Jugendliche nehmen Hilfe möglicherweise nur eingeschränkt an und neigen nach traumatischen Erlebnissen zu riskantem und impulsivem Verhalten. Daher sollten Eltern, Lehrer oder nahe stehende Erwachsene informiert werden.

Bei Angehörigen und betreuenden Personen von Menschen mit geistiger Behinderung ist sicherzustellen, dass eine ausreichende Kompetenz und materielle, soziale sowie emotionale Unterstützung gewährleistet ist. Sind Angehörige mit dem Menschen mit Behinderung bereits vor einem potenziell traumatischen Ereignis überfordert, ist nachher eine längerfristig angelegte Unterstützung indiziert. Wenn auch Personal von Einrichtungen für Menschen mit geistiger Behinderung bezüglich der Behinderung fachlich geschult ist, kann es nach psychosozialen Notfällen (z. B. nach der Erfahrung sexueller und körperlicher Gewalt in der Familie bzw. Einrichtung oder nach schwerem Verkehrsunfall eines Busses von einer Einrichtung für behinderte Menschen) eine Überforderung bedeuten, mit Betroffenen und Angehörigen umzugehen.

Für alle genannten Personenkreise ist es empfehlenswert, schriftlich die grundlegenden Informationen über die Erlebnisse zusammenzufassen und diese Information den nachfolgenden Personen zur Verfügung zustellen. Das wird dabei helfen, die Häufigkeit zu verringern, dass Details der Erlebnisse immer wieder erzählt werden müssen.

Informationen (schriftlich) weitergeben!

Ein untergeordnetes, aber wichtiges Anliegen vieler Opfer ist es, mit den PSNV-Kräften, von denen sie glauben, dass sie hilfreich waren, in Kontakt zu bleiben. In den meisten Fällen wird kontinuierlicher Kontakt nicht möglich sein, weil Überlebende Behandlungsplätze, Betreuungsstellen, Sammelstellen, Notunterkünfte oder andere Einsatzorte verlassen, um weitergehende Hilfsangebote zu bekommen. Ein Gefühl von kontinuierlicher Unterstützung kann geschaffen werden, indem bei der Übergabe an einen anderen Mitarbeiter grundsätzlich dieser vorgestellt wird und notwendige Informationen vor den Betroffenen ausgetauscht werden. Sobald die längerfristig angelegte Notfallversorgung (z. B. Bürger-Hotline, Pressestelle) etabliert ist, sollten über verschiedene öffentliche Medien Namen und Kontaktinformationen in der Gemeinde zur Verfügung gestellt werden. Vorsicht ist bei Personen und Institutionen geboten, die neben den offiziell bestätigten bzw. empfohlenen Hilfsangeboten freiwillig mitmachen.

6 Qualitätsstandards und Wirksamkeit

Während die Behandlung der ABS und der akuten PTBS inzwischen wissenschaftlich gut fundiert ist (Roberts et al., 2009), steht die Forschung im Bereich der psychosozialen Notfallversorgung, insbesondere unmittelbar nach dem Ereignis, noch am Anfang. Daher sollte eine international besetzte Expertenkommission einen vorläufigen Konsens über Maßnahmen in dieser frühen Versorgungsphase finden. Im Kasten finden Sie die grundsätzlichen Empfehlungen des European Network for Traumatic Stress (TENTS, Bisson et al., 2010).

Grundsätzliche Empfehlungen der TENTS-Leitlinien

- *Organisationsübergreifende Planungsgruppen.* Jede Region sollte über eine organisationsübergreifende Planungsgruppe für psychosoziale Versorgung verfügen. Diese Planungsgruppen sollten aus Gesundheitsexperten bestehen, die Erfahrung im Umgang mit traumatischem Stress haben und in deren Verantwortlichkeit es liegt, sich nach einem Unglück oder einem traumatischen Ereignis um die psychosoziale Versorgung zu kümmern. Personen, die von dem Unglück oder dem traumatischen Ereignis direkt betroffen sind, sollten ebenfalls in der Planungsgruppe repräsentiert sein.
- *Psychosozialer Versorgungsplan.* Jede Gegend sollte über Richtlinien zur Bereitstellung von psychosozialer Versorgung in Notfällen (einem psychosozialen Versorgungsplan) verfügen. Die psychosozialen Versorgungspläne sollten in die allgemeinen Notfallpläne integriert und regelmäßig aktualisiert werden.
- *Ausbildung und Supervision.* Alle Versorger sollten über eine offizielle Ausbildung verfügen und fortlaufend Weiterbildung, Unterstützung und Supervision erhalten.
- *Einsatz.* Der Einsatz sollte bei den Betroffenen das Gefühl von Sicherheit fördern, beruhigen und entlasten, Selbstwirksamkeit und Kontrolle

der Betroffenen als Einzelperson und in der Gruppe wiederherstellen, Kontakt und Anbindung fördern sowie das Gefühl von Hoffnung stärken.
Der Einsatz sollte allgemeine Unterstützung und einen Zugang zu sozialer, materieller und psychologischer Unterstützung ermöglichen.

- *Offizielle Frühinterventionen für alle.* Bereitstellung von spezifischen offiziellen Interventionen für alle Betroffenen wie beispielsweise eine individuelle Sitzung des psychologischen Debriefings sollte nicht stattfinden.
- *Soziale Unterstützung.* Es sollte versucht werden, angemessene Unterstützung für den jeweiligen Betroffenen zu identifizieren (z. B. Familie, Gemeinde, Schule, Freunde etc.).
- *Zentrale Anlaufstelle.* Etablieren eines humanitären Hilfszentrums/einer zentralen Anlaufstelle, in der eine Reihe von potenziell benötigten Hilfsleistungen angeboten werden können.
- *Personen mit psychosozialen Problemen.* Personen mit psychosozialen Problemen sollten gezielt von einem ausgebildeten Experten und unter Berücksichtigung ihrer körperlichen, psychischen und sozialen Bedürfnisse untersucht werden, bevor sie eine konkrete Intervention erhalten.
- *Traumafokussierte kognitive Verhaltenstherapie (KVT).* Behandlung mit traumafokussierter KVT sollte Personen mit Akuter Belastungsstörung oder akuter Posttraumatischer Belastungsstörung (PTBS) zur Verfügung stehen.
- *Andere Evidenzbasierte Verfahren.* Andere Verfahren mit Evidenzbasis für chronische PTBS sollten Personen mit akuter PTBS zur Verfügung stehen, wenn traumafokussierte KVT nicht verfügbar ist oder nicht geduldet wird.
  Evidenzbasierte Interventionen für Personen mit anderweitigen psychischen Problemen sollten ebenfalls verfügbar sein.
- *Langfristige koordinierte Planung und Kooperation.* Detaillierte Planung mit örtlichen Behörden/Regierungen und vorhandenen Einrichtungen, um angemessene zusätzliche Maßnahmen anzubieten und zu finanzieren, so dass örtliche Hilfseinrichtungen auf mehrere Jahre nach dem Unglück unterstützt werden können.

Aus Sicht der PSNV-Kräfte erhöhte das Training in Interventionen der Psychologischen Ersten Hilfe die Sicherheit mit Erwachsenen und Kindern umzugehen (Allen et al., 2010). Allerdings gibt es bislang keine Studien zur Wirksamkeit dieser Intervention, so dass nur von einer Evidenz-informierten Intervention gesprochen wird (Forbes et al., 2011). So kommt es in den Leitlinien für die psychosoziale Nachsorge nach Großschadens- und Katastrophenlagen der TENTS (Bisson et al. 2010) zu einem Vorbehalt. Ansonsten wird in den Leitlinien eine grundsätzliche Warnung vor frühen Interventionen ausgesprochen, die universell nach potenziell traumatischen Ereignissen angeboten werden (z. B. CISD für die Allgemeinbevölkerung). Um die Qualitätssicherung im Bereich der PSNV zu fördern, enthält der Anhang ein Einsatzprotokoll (vgl. S. 94–96), welches der Dokumentation des Einsatzes und der geleisteten Interventionen dient.

7 Weiterführende Literatur

Bundesamt für Bevölkerungsschutz und Katastrophenschutz (Hrsg.) (2011). *Psychosoziale Notfallversorgung: Qualitätsstandards und Leitlinien Teil I und II.* Bonn: BBK. Zugriff am 26.03.2012 unter http://www.bbk.bund.de/SharedDocs/Downloads/BBK/DE/Publikationen/Praxis_Bevoelkerungsschutz/Band7_PraxisBS_Qualitaetsstandards-PSNV.pdf?__blob=publicationFile.

Bundesamt für Bevölkerungsschutz und Katastrophenschutz (Hrsg.) (2011). *Psychosoziales Krisenmanagement in CBRN-Lagen.* Bonn: BBK. Zugriff am 26.03.2012 unter http://www.bbk.bund.de/SharedDocs/Downloads/BBK/DE/Publikationen/Praxis_Bevoelkerungsschutz/Bd_6_Psychoz_KM_CBRN_Lage.pdf;jsessionid=491C4A545A6675598DE1E60D75667EC2.1_cid095?__blob=publicationFile.

Neria, Y. & Galea, S. (2009). *Mental health and disasters.* Cambridge University Press.

Schutzkommission beim Bundesministerium des Innern (Hrsg.) (2010). *Katastrophenmedizin. Leitfaden für die ärztliche Versorgung im Katstrophenfall.* 5. völlig überarbeitete Auflage. München/Bonn: BBK. Zugriff am 26.03.2012 unter http://www.schutzkommission.de/SharedDocs/Downloads/SK/DE/Publikationen/Katastrophenmedizin.pdf;jsessionid=2C726C094DB963C6C60C3471B65B7E9F.1_cid095?__blob=publicationFile.

Ursano, R. J., Fullerton, C. S. & Weisaeth, L. (2011). *Textbook of disaster psychiatry.* Cambridge University Press.

8 Literatur

Ackermann, O., Lahm, A., Pfohl, M., Köther, B., Lian, T. K., Kutzer, A. et al. (2011). Patientenversorgung bei der Loveparade 2010 in Duisburg: Klinische Erfahrungen. *Deutsches Ärzteblatt, 108,* 483–489.

Adler, A. B., Litz, B. T., Castro, C. A., Suvak, M., Thomas, J. L., Burrell, L. et al. (2008). A group randomized trial of critical incident stress debriefing provided to U. S. peacekeepers. *Journal of Traumatic Stress, 21,* 253–263.

Ahern, J., Galea, S., Resnick, H., Kilpatrick, D., Bucuvalas, M., Gold, J. et al. (2002). Television images and psychological symptoms after the September 11 terrorist attacks. *Psychiatry, 65,* 289–300.

Ai, A. L., Evans-Campbell, T., Santangelo, L. K. & Cascio, T. (2006). The traumatic impact of the September 11, 2001, terrorist attacks and the potential protection of optimism. *Journal of Interpersonal Violence, 21,* 689–700.

Alexander, D. & Wells, A. (1991). Reactions of police officers to body handling after a major disaster: A before and after comparison. *British Journal of Psychiatry, 159,* 547–555.

Allen, B., Brymer, M. J., Steinberg, A. M., Vernberg, E. M., Jacobs, A., Speier, A. H. et al. (2010). Perceptions of psychological first aid among providers responding to Hurricanes Gustav and Ike. *Journal of Traumatic Stress, 23,* 509–513.

American Psychiatric Association (APA) (2003). *Diagnostisches und statistisches Manual psychischer Störungen. Textrevision (DSM-IV-TR).* Übersetzt nach der Textrevision der 4. Auflage des Diagnostic and statistical manual of mental disorders der American Psychiatric Association/dt. Bearb. und Einf. von Henning Saß. Göttingen: Hogrefe.

Andrews, A., Brewin, C., Rose, S. & Kirk, M. (2000) Predicting PTSD in victims of violent crime: The role of shame, anger and blame. *Journal of Abnormal Psychology, 109,* 1, 69–73.

Annaheim, B., Rehm, J. & Gmel, G. (2008). How to screen for problematic cannabis use in population surveys? An evaluation of the Cannabis Use Disorders Identification Test (CUDIT) in a swiss sample of adolescents and young adults. *European Addiction Research, 14,* 190–197.

Appel-Schumacher, T. & Helmes, A. (2004). Stressmanagement nach traumatischen Ereignissen. In J. Bengel (Hrsg.), *Psychologie in Notfallmedizin und Rettungsdienst* (2. Aufl., S. 101–113). Berlin: Springer.

Australian Centre for Posttraumatic Mental Health (ACPMH) (2007). *Australian Guidelines for the Treatment of Adults with Acute Stress Disorder and Posttraumatic Stress Disorder.* Melbourne: ACPMH.

Bartone, P. T. (1999). Hardiness protects against war-related stress in army reserve forces. *Consulting Psychology Journal: Practice and Research, 51,* 72–82.

Beard, J. R., Tracy, M., Vlahov, D. & Galea, S. (2008). Trajectory and socioeconomic predictors of depression in a prospective study of residents of New York City. *Annals of Epidemiology, 18,* 235–243.

Bengel, J. & Hubert, S. (2010). *Anpassungsstörung und akute Belastungsreaktion.* Göttingen: Hogrefe.

Berk, L. (2005). *Entwicklungspsychologie* (5. akt. Aufl.). München: Pearson Studium.

Bernstein, K. T., Ahern, J., Tracy, M., Boscarino, J. A., Vlahov, D. & Galea, S. (2007). Television watching and the risk of incident probable posttraumatic stress disorder: a prospective evaluation. *Journal of Nervous and Mental Disease, 195,* 41–47.

Bisson, J., Jenkins, P., Alexander, J. & Bannister, C. (1997). Randomised controlled trial of psychological debriefing for victims of acute burn trauma. *Journal of British Psychiatry, 171,* 78–81.

Bisson, J. I., Tavakoly, B., Witteveen, A. B., Ajdukovic, D., Jehel, L., Johansen, V. J. et al. (2010). TENTS guidelines: development of post-disaster psychosocial care guidelines through a Delphi process. *British Journal of Psychiatry, 196,* 69–74.

Boscarino, J. A., Adams, R. E. & Galea, S. (2006). Alcohol use in New York after the terrorist attacks: A study of the effects of psychological trauma on drinking behavior. *Addictive Behaviors, 31,* 606–621.

Boscarino, J.A., Kirchner, H.L., Hoffman, S.N., Sartorius, J. & Adams, R.E. (2011). PTSD and alcohol use after the World Trade Center attacks: A longitudinal study. *Journal of Traumatic Stress, 24,* 515–525.

Brewin, C.R., Andrew, B. & Valentine, J.D. (2000). Meta-Analysis of risk factors for posttraumatic stress disorder in trauma-exposed adults. *Journal of Consulting and Clinical Psychology, 68,* 748–766.

Brewin, C.R., Dalgleish, T. & Joseph, S. (1996). A dual representation theory of posttraumatic stress disorder. *Psychological Review, 103,* 670–686.

Brewin, C.R., Fuchkan, N., Huntley, Z., Robertson, M., Thompson, M., Scragg, P. et al. (2010a). Outreach and screening following the 2005 London bombings: usage and outcomes. *Psychological Medicine, 40,* 2049–2057.

Brewin, C.R., Fuchkan, N., Huntley, Z. & Scragg, P. (2010b). Diagnostic accuracy of the Trauma Screening Questionnaire after the 2005 London bombings. *Journal of Traumatic Stress, 23,* 393–398.

Bryant, R.A. (2003a). Early predictiors of posttraumatic stress disorder. *Biological Psychiatry, 53,* 789–795.

Bryant, R.A. (2003b). Acute stress reactions: Can biological responses predict posttraumatic stress disorder? *CNS Spectrum 8,* 668–674.

Bugg, A., Turpin, G., Mason, S. & Scholes, C. (2009). A randomised controlled trial of the effectiveness of writing as a self-help intervention for traumatic injury patients at risk of developing post-traumatic stress disorder. *Behavior Research and Therapy, 47,* 6–12.

Cerda, M., Vlahov, D., Tracy, M. & Galea, S. (2008). Alcohol use trajectories among adults in an urban area after a disaster: evidence from a population-based cohort study. *Addiction, 103,* 1296–1307.

Cohen, J.A., Deblinger, E., Mannarino, A.P. (2009). *Traumafokussierte kognitive Verhaltenstherapie bei Kindern und Jugendlichen.* Heidelberg: Springer.

De Salvo, K.B., Hyre, A.D., Ompad, D.C., Menke, A., Tynes, L.L. & Munter, P. (2007). Symptoms of posttraumatic stress disorder in a New Orleans workforce following Hurricane Katrina. *Journal of Urban Health, 84,* 142–152.

DeWolfe, D. (2000). *Field manual for mental health and human service workers in major disasters.* Washington DC.: US Department of Health and Human Services. http://www.mentalhealth.samsha.gov.

DiMaggio, C., Galea, S. & Li, G. (2009). Substance use and misuse in the aftermath of terrorism. A Bayesian meta-analysis. *Addiction, 104,* 894–904.

Dirkzwager, A.J., Grievink, L., van der Velden, P.G. & Yzermans, C.J. (2006). Risk factors for psychological and physical health problems after a man-made disaster. Prospective study. *British Journal of Psychiatry, 189,* 144–149.

Došen, A. (2010). *Psychische Störungen, Verhaltensprobleme und intellektuelle Behinderung. Ein integrativer Ansatz für Kinder und Erwachsene.* Göttingen: Hogrefe.

Ehlers, A. (1999). *Posttraumatische Belastungsstörung.* Göttingen: Hogrefe.

Ehlers, A. & Clark, D.M. (2000). A cognitive model of posttraumatic stress disorder. *Behavior Research and Therapy, 38,* 319–345.

Ehlers, A. & Clark, D.M. (2003). Early psychological interventions for adult survivors of trauma: a review. *Biological Psychiatry, 53,* 817–826.

Ehlers, A., Gene-Cos N. & Perrin S. (2009). Low recognition of posttraumatic stress disorder in primary care. *London Journal of Primary Care, 2,* 6–42.

Ehring, T., Ehlers, A. & Glucksman, E. (2008). Do cognitive models help in predicting the severity of posttraumatic stress disorder, phobia and depression after motor vehicle ac-

cidents? A prospective longitudinal study. *Journal of Consulting and Clinical Psychology, 76,* 219–230.
Ellsäßer, G. (2010). Unfälle, Gewalt, Selbstverletzungen bei Kindern und Jugendlichen. Ergebnisse der amtlichen Statistik zum Verletzungsgeschehen 2008. Wiesbaden: Statistisches Bundesamt. Erhältlich unter www.destatis.de.
Engelhard, I.M., Olatunji, B.O. & de Jong, P.J. (2011). Disgust and the development of posttraumatic stress among soldiers deployed to Afghanistan. *Journal of Anxiety Disorders, 25,* 58–63.
Essau, C.A., Conradt, J. & Petermann, F. (1999). Häufigkeit der Posttraumatischen Belastungsstörung bei Jugendlichen: Ergebnisse der Bremer Jugendstudie. *Zeitschrift für Kinder- und Jugendpsychiatrie und Psychotherapie, 27,* 37–45.
Fairbrother, G., Stuber, J., Galea, S., Fleischman, A.R. & Pfefferbaum, B. (2003). Posttraumatic stress reactions in New York City children after the September 11, 2001, terrorist attacks. *Ambulatory Pediatrics, 3,* 304–311.
Foa, E.B. & Kozak, M.J. (1986). Emotional processing of fear: Exposure to corrective information in rape victims. *Psychological Bulletin, 99,* 20–35.
Forbes, D., Lewis, V., Varker, T., Phelps, A., O'Donnell, M., Wade, D.J. et al. (2011). Psychological first aid following trauma: implementation and evaluation framework for high-risk organizations. *Psychiatry, 74,* 324–239.
Franklin, C.L., Young, D. & Zimmerman, M. (2002). Psychiatric patients' vulnerability in the wake of the September 11th terrorist attacks. *Journal of Nervous and Mental Disease, 190,* 833–838.
Franz, V.A., Glass, C.R., Arnkoff, D.B. & Dutton, M.A. (2009). The impact of the September 11th terrorist attacks on psychiatric patients: a review. *Clinical Psychology Review, 29,* 339–347.
Frommberger, U., Stieglitz, R.-D., Straub, S., Nyberg, E., Schlickewei, W., Kuner, E. et al. (1999). The concept of „sense of coherence" and the development of posttraumatic stress disorder in traffic accident victims. *Journal of Psychosomatic Research, 46,* 343–348.
Galea, S., Ahern, J., Tracy, M., Hubbard, A., Cerda, M., Goldmann, E. et al. (2008). Longitudinal determinants of posttraumatic stress in a population-based cohort study. *Epidemiology, 19,* 47–54.
Galea, S., Brewin, C.R., Gruber, M., Jones, R.T., King, D.W., King, L.A., et al. (2007). Exposure to hurricane-related stressors and mental illness after Hurricane Katrina. *Archives of General Psychiatry, 64,* 1427–1434.
Galea, S., Resnick, H., Ahern, J., Gold, J., Bucuvalas, M., Kilpatrick, D., Stuber, J. & Vlahov, D. (2002) Posttraumatic stress disorder in Manhattan, New York City, after the September 11th terrorist attacks. *Journal of Urban Health, 79,* 340–353.
Galea, S., Vlahov, D., Resnick, H., Ahern, J., Susser, E., Gold, J., et al. (2003). Trends of probable post-traumatic stress disorder in New York City after the September 11 terrorist attacks. *American Journal of Epidemiology, 158,* 514–524.
Gelpin, E., Bonne, O., Peri, T., Brandes, D. & Shalev, A.Y. (1996). Treatment of recent trauma survivors with benzodiazepines: A prospective study. *Journal of Clinical Psychiatry, 57,* 390–394.
Groen, G. & Petermann, F. (2011). *Depressive Kinder und Jugendliche.* Göttingen: Hogrefe.
Harvey, A.G. & Bryant, R.A. (1998). The relationship between acute stress disorder and posttraumatic stress disorder: A prospective evaluation of motor vehicle accident survivors. *Journal of Consulting and Clinical Psychology, 66,* 507–512.
Harvey, A.G. & Bryant, R.A. (1999). Dissociative symptoms in acute stress disorder. *Journal of Traumatic Stress, 12,* 673–680.

Harvey, A. G. & Bryant, R. A. (2002) Acute stress disorder: A Synthesis and critique. *Psychological Bulletin, 128,* 886–902.

Hautzinger, M. (2010). *Akute Depression.* Göttingen: Hogrefe.

Henkel, V., Mergl, R., Kohnen, R., Maier, W., Möller, H. J. & Hegerl, U. (2003). Identifying depression in primary care: a comparison of different methods in a prospective cohort study. *British Medical Journal, 326,* 200–201.

Hobfoll, S. E. & Buchwald, P. (2004). Die Theorie der Ressourcenerhaltung und das multiaxiale Coping – eine innovative Stresstheorie. In P. Buchwald, C. Schwarzer & S. E. Hobfoll (Hrsg.), *Stress gemeinsam bewältigen. Ressourcenmanagement und multiaxiales Coping.* (S. 11–26). Göttingen: Hogrefe.

Hobfoll, S. E., Tracy, M. & Galea, S. (2006). The impact of resource loss and traumatic growth on probable PTSD and depression following terrorist attacks. *Journal of Traumatic Stress, 19,* 867–878.

Hobfoll, S. E., Palmieri, P. A., Johnson, R. J., Canetti-Nisim, D., Hall, B. J. & Galea, S. (2009). Trajectories of resilience, resistance, and distress during ongoing terrorism: the case of Jews and Arabs in Israel. *Journal of Consulting and Clinical Psychology, 77,* 138–148.

Hobfoll, S., Watson, P., Bell, C., Bryant, M., Friedman, M., Friedman, M., et al. (2007). Five essential elements of immediate and mid-term mass trauma intervention: empirical evidence. *Psychiatry, 70,* 283–315.

Hoven, C. W., Duarte, C. S., Lucas, C. P., Wu, P., Mandell, D. J., Goodwin, R. D. et al. (2005). Psychopathology among New York City public school children 6 months after September 11. *Archives of General Psychiatry, 62,* 545–552.

Kaiser, C. F., Sattler, D. N. & Bellack, D. R. (1996). A conversation of resources approach to a natural disaster: Sense of coherence and psychological distress. *Journal of Social Behavior & Personality, 11,* 459–476.

Kessler, R. C., Galea, S., Jones, R. T. & Parker H. A. (2006). Mental illness and suicidality after Hurricane Katrina. *Bulletin of the World Health Organization, 84,* 930–939.

Kröger, C. (2006). Ein Konzept zur psychosozialen Notfallversorgung. Ein Diskussionsbeitrag. *Psychotherapeutenjournal, 2,* 108–115.

Kröger, C., Ritter, C. & Bryant, R. A. (2011). *Akute Belastungsstörung.* Göttingen: Hogrefe.

Kroenke, K., Spitzer, R. L., Williams, J. B. (2003). The Patient Health Questionnaire-2: validity of a two-item depression screener. *Medical Care, 41,* 1284–92.

Littleton, H., Horsley, S., John, S. & Nelson, D. V. (2007). Trauma coping strategies and psychological distress: A meta-analysis. *Journal of Traumatic Stress, 20,* 977–988.

Litz, B. T., Gray, M., Brayant, R. & Adler, A. (2002). Early interventions for trauma: Current status and future directions. *Clinical Psychology: Science and Practice, 9,* 112–134.

Löwe, B., Kroenke, K. & Gräfe, K. (2005). Detecting and monitoring depression with a 2-item questionnaire (PHQ 2). *Journal of Psychosomatic Research, 58,* 163–171 (vgl. auch Downloadmöglichkeit des Fragebogen unter http://www.klinikum.uni-heidelberg.de/fileadmin/medizinische_klinik/Abteilung_2/pdf/Kurz_PHQ_Fragebogen.pdf, Zugriff am 23. 03. 2012).

Marshall, R. D., Bryant, R. A., Amsel, L., Suh, E. J., Cook, J. M. & Neria, Y. (2007). The psychology of ongoing threat: Relative risk appraisal, the September 11 attacks, and terrorism-related fears. *American Psychologist, 62,* 304–316.

Mayou, R., Bryant, B. & Ehlers, A. (2001). Prediction of psychological outcomes one year after a motor vehicle accident. *American Journal of Psychiatry, 158,* 1231–1238.

McMillen, J. C., Smith, E. M. & Fisher, H. (1997). Perceived benefit and mental health after three types of disaster. *Journal of Consulting and Clinical Psychology, 65,* 733–739.

McNally, R. J. (2003). Psychological mechanisms in acute response. *Biological Psychiatry, 53,* 779–788.

Miguel-Tobal, J. J., Vindel, A. C., Iruarrizaga, I., Ordi, H. G. & Galea, S. (2005). Psychopathological repercussions of the March 11 terrorist attacks in Madrid. *Psychology in Spain, 9,* 75–80.

Miller, W. R. & Rollnick, S. (2005). *Motivierende Gesprächsführung*. Freiburg: Lambertus.

Mitchel, J. T. & Erverly, G. S. (1993). *Critical incident stress debriefing: An operations manual for the prevention of traumatic stress among emergency services and disaster workers*. Ellicott City: Chevron Publishing Corporation.

Mitte, K., Steil, R. & Nachtigal, C. (2005). Eine Meta-Analyse unter Einsatz des Random Effects-Modells zur Effektivität kurzfristiger psychologischer Interventionen nach akuter Traumatisierung. *Zeitschrift für klinische Psychologie und Psychotherapie, 34,* 1–9.

Muňos, R. F., Mrazek, P. J. & Haggerty, R. J. (1996). Institute of Medicine report on prevention of mental disorders. *American Psychologist, 51,* 1116–1122.

Nandi, A., Tracy, M., Beard, J. R., Vlahov, D. & Galea, S. (2008). Patterns and predictors of trajectories of depression after an urban disaster. *Annals of Epidemiology, 19,* 761–770.

National Institut for Health and Clinical Excellence (NICE) (2005). *Post-traumatic stress disorder. The management of PTSD in adults and children in primary and secondary care*. London: Gaskell/British Psychological Society. Available on: http://nice.org.uk.

National Child Traumatic Stress Network and National Center for PTSD (2006). *Psychological First Aid: Field Operations Guide.* 2nd Edition. Available on: www.nctsn.org and www.ncptsd.va.gov.

Neria, Y., Nandi, A. & & Galea, S. (2008). Post-traumatic stress disorder following disasters: a systematic review. *Psychological Medicine, 38,* 467–480.

Neria, Y., Gross, R., Litz, B., Maguen, S., Insel, B., Seirmarco, G., Rosenfeld, H., Suh, E. J., Kishon, R., Cook, J. M. & Marshall, R. D. (2007). Prevalence and psychological correlates of complicated grief among bereaved adults. *Journal of Traumatic Stress 20,* 251–262.

Neria, Y., Gross, R., Olfson, M., Gameroff, M. J., Wickramaratne, P., Das, A. et al. (2006). Posttraumatic stress disorder in primary care one year after the 9/11 attacks. *General Hospital Psychiatry 28,* 213–222.

Norris, F. H., Tracy, M. & Galea, S. (2009). Looking for resilience: understanding the longitudinal trajectories of responses to stress. *Social Science and Medicine, 68,* 2190–2198.

Norris, F. H., Friedman, M. J., Watson, P. J., Byrne, C. J., Diaz, E. & Kaniasty, K. (2002). 60.000 disaster victims speak. Part I: an empirical review of the empirical literature, 1981–2001. *Psychiatry, 65,* 207–239.

O'Donnell, M. L., Creamer, M. C., Parslow, R., Elliott, P., Holmes, A. C., Ellen, S. et al. (2008). A predictive screening index for posttraumatic stress disorder and depression following traumatic injury. *Journal of Consulting and Clinical Psychology, 76,* 923–932.

Orth, U., Cahill, S. P., Foa, E. B. & Maercker, A. (2008). Anger and PTSD symptoms in crime victims: A longitudinal analysis. *Journal of Consulting and Clinical Psychology, 76,* 208–218.

Ozer, E. J., Best, S. R., Lipsey, T. L. & Weiss, D. S. (2003). Predictors of posttraumatic stress disorder and symptoms in adults: A meta-analysis. *Psychological Bulletin, 129,* 52–73.

Paternoster, L. & Kröger, C. (2011). *Notfallplanungssystem. IT-gestützte Koordination der psychosozialen Notfallversorgung*. Technische Universität Braunschweig.

Perkonigg, A., Kessler, R. C., Storz, S. & Wittchen, H.-U. (2000). Traumatic events and posttraumatic stress disorder in the community: Prevalence, risk factors and comorbidity. *Acta Psychiatrica Scandinavica, 101,* 46–59.

Perkonigg, A., Pfister, H., Stein, M. B., Höfler, M., Lieb, R., Maercker, A. et al. (2005). Longitudinal course of posttraumatic stress disorder and posttraumatic stress disorder symptoms in a community sample of adolescents and young adults. *American Journal of Psychiatry, 162,* 1320–1327.

Psychotherapeutenkammer Niedersachsen (PKN) (2006). *Hilfen zur psychosozialen Notfallversorgung.* Informationsmaterialien für Betroffene, Zeugen und Angehörige nach Großschadensereignissen. Erschienen in Deutsch, Englisch, Italienisch, Türkisch und Russisch. Herausgegeben von C. Kröger in Kooperation mit dem National Child Traumatic Stress Network und dem National Center of Posttraumatic Stress Disorder. Zugriff am 26. 03. 2012 unter http://www.pknds.de/37.0.html.

Reijneveld, S. A., Crone, M. R., Schuller, A. A., Verhulst, F. C. &Verloove-Vanhorick, S. P. (2005). The changing impact of a severe disaster on the mental health and substance misuse of adolescents: Follow-up of a controlled study. *Psychological Medicine, 35,* 367–376.

Rist, F., Hölscher, F. & Scherbaum, N. (in Vorbereitung). Psychometrische Bewertung einer deutschen Version des Cannabis Use Disorder Identification Test (CUDIT). Erscheint in A. Glöckner-Rist, F. Rist & H. Küfner (Hrsg.), *Elektronisches Handbuch für Erhebungsinstrumente im Suchtbereich (EHES).*

Rist, F., Scheuren, B., Demmel, R., Hagen, J., Aulhorn, I. (2010). Der Münsteraner Alcohol Use Disorders Identification Test (AUDIT-G-M). In A. Glöckner-Rist, F. Rist & H. Küfner (Hrsg.), *Elektronisches Handbuch zu Erhebungsinstrumenten im Suchtbereich (EHES).* Version 4.00. Mannheim: Zentrum für Umfragen, Methoden und Analysen.

Rieske, U. (2011). Das „Loveparade"-Unglück: Folgen einer Katastrophe aus der Sicht der Notfallseelsorge. *Rettungsdienst, 34,* 859–863.

Roberts, N. P., Kitchiner, N. J., Kenardy, J. & Bisson, J. I. (2009). Systematic review and meta-analyses of multiple-session early interventions following traumatic event. *American Journal of Psychiatry, 166,* 293–301.

Rose, S., Bisson, J. & Wessely, S. (2003). *Psychological debriefing for preventing post traumatic stress disorder (PTSD) (Cochrane Review).* The Cochrane Library, Issue 1. Update Software, Oxford, UK.

Rothbaum, B. O. & Davis, M. (2003). Applying learning principles to the treatment of post trauma reaction. *Annals of the New Yorker Academy of Sciences, 1008,* 112–121.

Rothbaum, B. O., Foa, E. B., Riggs, D. S., Murdock, T. & Walsh, W. (1992). A prospective examination of post-traumatic stress disorder in rape victims. *Journal of Traumatic Stress, 5,* 455–475.

Rumpf, H.-J., Hapke, U. & John, U. (2010). Der Lübecker Alkoholabhängigkeits und -missbrauchs-Screening-Test (LAST). In A. Glöckner-Rist, F. Rist & H. Küfner (Hrsg.), *Elektronisches Handbuch zu Erhebungsinstrumenten im Suchtbereich (EHES).* Version 4.00. Mannheim: Zentrum für Umfragen, Methoden und Analysen.

Rumpf, H.-J., Hapke, U., Meyer, C. & John, U. (2002). Screening for alcohol use disorders and at-risk drinking in the general population: psychometric properties of three questionnaires. *Alcohol and Alcoholism, 37,* 261–268.

Salmon, K. & Bryant, R. A. (2002). Posttraumatic stress disorder in children. The influence of developmental factors. *Clinical Psychology Review, 22,* 163–188.

Schlenger, W. E., Caddell, J. M., Ebert, L., Jordan, B. K., Rourke, K. M., Wilson, D. et al. (2002). Psychological reactions to terrorist attacks: Findings from the National Study of Americans' Reactions to September 11. *Journal of the American Medical Association, 288,* 581–588.

Schuster, M.A., Stein, B.D., Jaycox, L.H., Collins, R.L., Marshall, G.N., Elliot, M.N. et al. (2001). A national survey of stress reactions after the september 11, 2001, terrorist attacks. *New England Journal of Medicine, 345,* 1507–1512.

Schreiber, V., Renneberg, B. & Maercker, A. (2009). Seeking psychosocial care after interpersonal violence: An integrative model. *Violence and Victims, 24,* 322–336.

Shalev, A.Y. (2002). Acute stress reactions in adults. *Biological Psychiatry, 51,* 532–543.

Sijbrandij, M., Olff, M., Reitsma, J.B., Carlier, I.V.E. & Gersons, P.R. (2006). Emotional or educational debriefing after psychological trauma. *British Journal of Psychiatry, 189,* 150–155.

Solomon, S.D. & Davidson, J.R.T. (1997). Trauma: prevalence, impairment, service use and cost. *Journal of Clinical Psychiatry, 58,* 5–11.

Solomon, Z., Mikulincer, M. & Avitzur, E. (1988). Coping, locus of control, social support, and combat-related posttraumatic stress disorder: a prospective study. *Journal of Personality and Social Psychology, 55,* 279–285.

Spitzer R., Kroenke, K., Williams, J. (1999). Validation and utility of a self-report Version of PRIME-MD: the PHQ Primary Care Study. *Journal of the American Medical Association, 282,* 1737–1744.

Stallard, P., Velleman, R., Salter, E., Howse, I., Yule, W. & Taylor, G. (2006). A randomized controlled trial to determine the effectiveness of an early psychological intervention with children involved in road traffic accidents. *Journal of Child Psychology and Psychiatry, 47,* 127–134.

Stieglitz, R.-D., Nyberg, E., Albert, M., Frommberger, U. & Berger, K. (2002). Entwicklung eines Screeninginstrumentes zur Identifizierung von Risikopatienten für die Entwicklung einer Posttraumatischen Belastungsstörung (PTB) nach einem Verkehrsunfall. *Zeitschrift für Klinische Psychologie und Psychotherapie, 31,* 22–30.

Steiner, S., Baumeister, S.E. & Kraus, L. (2007). Severity of Dependence Scale – Establishing a cutoff point for cannabis dependence in the German adult population. *Sucht, 54* (Sonderheft 1), 57–63.

Teegen, F. (2003). *Posttraumatische Belastungsstörungen bei gefährdeten Berufsgruppen. Prävalenz, Prävention, Behandlung.* Bern: Huber.

Terr, L.C. (1991). Childhood traumas: An outline and overview. *American Journal of Psychiatry, 148,* 10–20.

Turpin, G., Downs, M. & Mason, S. (2005) Effectiveness of providing self-help information following acute traumatic injury: randomized controlled trial. *British Journal of Psychiatry, 178,* 76–82.

Tuckey, M.R. (2007). Issues in the debriefing debate for the emergency services: Moving research outcomes forward. *Clinical Psychology: Science and Practice, 14,* 106–116.

van der Velden, P.G., Kleber, R.J., Fournier, M., Grievink, L., Drogendijk, A. & Gersons, B.P. (2007). The association between dispositional optimism and mental health problems among disaster victims and a comparison group: a prospective study. *Journal of Affective Disorders, 102,* 35–45.

Vennemann, M., Fischer, D. & Findeisen, M. (2003). Kindstodinzidenz im internationalen Vergleich. *Monatsschrift Kinderheilkunde, 151,* 510–513.

Vlahov, D., Galea, S., Resnick, H., Ahern, J., Boscarino, J.A., Bucuvalas, M. et al. (2002). Increased use of cigarettes, alcohol, and marijuana among Manhattan, New York, residents after the September 11th terrorist attacks. *American Journal of Epidemiology, 155,* 988–996.

Vlahov, D., Galea, S., Ahern, J., Vlahov, D., Galea, S., Ahern, J. et al. (2004). Consumption of cigarettes, alcohol, and marijuana among New York City residents six months after the September 11 terrorist attacks. *American Journal of Drug and Alcohol Abuse, 30,* 385–407.

Walters, J. T. R., Bisson, J. I. & Shepherd, J. P. (2007). Predicting post-traumatic stress disorder: validation of the Trauma Screening Questionnaire (TSQ) in victims of assault. *Psychological Medicine, 37,* 143–150.

Wang, P. S., Gruber, M. J., Powers, R. E., Schoenbaum, M., Speier, A. H., Wells, K. B. et al. (2008). Disruption of existing mental health treatments and failure to initiate new treatment after Hurricane Katrina. *American Journal of Psychiatry, 165,* 34–41.

Weltgesundheitsorganisation (WHO) (2000). *Internationale Klassifikation psychischer Störungen. ICD-10 Kapitel V (F). Diagnostische Kriterien für Forschung und Praxis.* Hrsg. von Dilling, H., Mombour, W., Schmidt, M. H., Schulte-Markwort, E. (2., korr. und erg. Aufl.). Bern: Huber.

Whalley, M. G. & Brewin, C. R. (2007). Mental health following terrorist attacks. *British Journal of Psychiatry, 190,* 94–96.

Wittchen, H.-U. & Jakobi, F. (2001). Die Versorgungssituation psychischer Störungen in Deutschland. Eine klinisch-epidemiologische Abschätzung anhand des Bundesgesundheitssurveys 1998. *Bundesgesundheitsblatt, 44,* 993–1000.

Wittchen, H.-U., Wunderlich, U., Gruschitz, S. & Zaudig, M. (1997). *Strukturiertes Klinisches Interview für DSM-IV, Achse I (SKID-I).* Göttingen: Hogrefe.

Znoj, H. (2004). *Komplizierte Trauer.* Göttingen: Hogrefe.

Zoellner, T. & Maerker, A. (2006). Posttraumatic growth in clinical psychology: A critical review and introduction of a two component model. *Clinical Psychology Review, 26,* 626–653.

Zwiebach, L., Rhodes, J. & Roemer, L. (2010). Resource loss, resource gain, and mental health among survivors of Hurricane Katrina. *Journal of Traumatic Stress, 23,* 751–758.

9 Anhang

Kooperationspartner und weitere Hilfsangebote

Die psychosoziale Notfallversorgung kann nur gelingen, wenn Sie sich **vor** einem Unglück über die Einsatzstrukturen, insbesondere in einer komplexen Schadens- und Gefahrenlage oder Katastrophe, und die möglichen Kooperationspartner informiert haben. Sammeln Sie im interdisziplinären Austausch lokal und regional wichtige Einrichtungen, die während oder nach dem Einsatz kurz- bzw. mittelfristig medizinische, pflegerische, psychotherapeutische, psychosoziale, seelsorgerliche, materielle oder andere Hilfe für die Betroffenen anbieten können. Die folgende Tabelle kann nur Anregungen geben und ist hinsichtlich der örtlichen Strukturen und Einrichtungen anzupassen. Auch die nachfolgenden Adressen übergeordneter Einrichtungen sind als Anregung zu verstehen und auf keinen Fall vollständig.

Einrichtungen	Ansprech-partner	Telefon/ Telefax	Adresse
Leitstelle			
Feuerwehr • Fachberater PSNV			
Polizei • Psychologischer Dienst • Gewaltberatung			
PSNV-Kräfte (verlässliche Kollegen)			
Hilfsorganisationen			
Notärztlicher Dienst			
Sozial-psychiatrischer Dienst			
Kliniken/Ärzte • Innere Medizin • Psychiatrie • Gynäkologie • Kinder- und Jugendmedizin • Kinder- und Jugendpsychiatrie			
Seelsorge • Lt. Notfallseel-sorger (NFS) • örtlich zuständiger NFS • Feuerwehrseel-sorger • Polizeiseelsorger			

Einrichtungen	Ansprech-partner	Telefon/ Telefax	Adresse
Psychologische Psychotherapeuten			
Kinder- und Jugendlichenpsychotherapeuten			
Dolmetscherdienst			
Frauen- und Mädchenhaus			
Beratungsstellen • Gewaltberatung • Opferhilfe • Suchtberatung • Erziehung/Familie • Plötzlicher Kindstod			
Jugendamt			
Sozialamt			
Kirchen und religiöse Gemeinschaften • Kirchliche Mitarbeiter • Rabbiner • Ältestenrat • Muslimische Organisationen			

Wichtige übergeordnete Einrichtungen

Bundesamt für Bevölkerungsschutz und Katastrophenhilfe (BBK)
Abteilung I – Krisenmanagement
Referat I.5 – PSNV
Provinzialstraße 93
53127 Bonn
Tel.: 022899-550-0
Fax: 022899-550-1620

Nachsorge, Opfer-, Angerhörigen-Hilfe (NOAH)
Tel.: 0228 5554-2444 oder 01888-550-2444 oder kostenlos 0800 1888 433
Fax: 0228 5554-2459 oder 01888 550-2459
E-Mail: noah@bbk.bund.de

Deutsches Notfallvorsorge-Informationssystem
www.denis.bund.de

Landeszentralstelle PSNV ______________________________

Landesbeauftragter Tel.: ______________________

Fax: ______________________

Havariekommando
Am alten Hafen 2
27472 Cuxhafen
04721/567170
psuv@havariekommando.de

Personenauskunftsstelle des Landes

Ansprechpartner Tel.: ______________________

Fax: ______________________

Deutsches Rote Kreuz – Suchdienst
http://www.drk.de/suchdienst/index.html

Ansprechpartner Tel.: ______________________

Fax: ______________________

Bundespsychotherapeutenkammer
http://www.bptk.de/bptk/landeskammern/index.html (Link zu den jeweiligen *Landeskammern*)

Beauftragter der Landeskammer Tel.: ______________________

Fax: ______________________

Notfallseelsorge in Deutschland
http://www.notfallseelsorge.de

Regionale Ansprechpartner ____________________

____

Bundesverband verwaister Eltern e.V.
http://www.veid.de/1hilfe.0.html

Gemeinsame Elterninitiative Plötzlicher Kindstod Deutschland e.V.
http://www.sids.de

Aktion Teddybär e.V.
http://www.aktion-teddy.de

Deutsche Teddy-Stiftung
http://www.deutsche-teddy-stiftung.de

Andere Einrichtungen

____

____

____

____

____

Einsatzprotokoll

Datum: _____._____._____ PSNV- Anbieter: ______________________

Name der PSNV-Kraft: ______________________________

Einsatz-Nr.: ______ gerufen: ____.____ h von ______________________

ausgerückt: ____.____ h eingetroffen: ____.____ h

Einsatzort: ______________________________

abgerückt: ____.____ h heimgekehrt: ____.____ h

Anlass:

- ☐ Verkehrsunfall
- ☐ Medizinischer Notfall (z. B. Myokardinfarkt, Schlaganfall)
- ☐ Unfall im Haushalt
- ☐ Hausbrand
- ☐ Bei der Identifizierung Verstorbener geholfen
- ☐ Angedrohter Suizid
- ☐ Suizid
- ☐ Überbringung einer Todesnachricht
- ☐ Plötzlicher Kindstod
- ☐ Geiselnahme
- ☐ Vermisste Person
- ☐ Sexuelle Gewalt
- ☐ Körperliche Gewalt
- ☐ Anderes Ereignis: ______________________

Zielgruppe:

- ☐ Kinder
- ☐ Jugendliche
- ☐ Erwachsene
- ☐ Eltern
- ☐ Familie
- ☐ Freunde
- ☐ Kollegen
- ☐ Einsatzkräfte
- ☐ andere Personen: ______________________

Anzahl betreuter Personen:

Kinder _______ Jugendliche _______ Erwachsene _______ ☐ MANV

Geleistete Komponenten der Psychologischen Ersten Hilfe

Sicherheit und Wohl hergestellt

- ☐ Sofortige körperliche Sicherheit gewährleistet
- ☐ Hinterbliebene und Angehörige unterstützt
- ☐ Um körperliches Wohl gekümmert
- ☐ Um ein Kind gekümmert, das von seinen Eltern getrennt war
- ☐ Vor weiteren traumatischen Stimuli geschützt
- ☐ Geholfen, mit Kindern über den Tod zu sprechen

- ☐ Informationen über das Unglück gegeben
- ☐ Unterstützt, einem Kind eine Todesnachricht zu überbringen
- ☐ Bei akuter Trauerreaktion geholfen
- ☐ Bei religiösen Fragen begleitet

Belastungsniveau auf einer Skala 0 bis 10: ____________________

- ☐ Fragen zur Beerdigung zur Verfügung gestellt

Stabilisation

- ☐ Bei Stabilisierung geholfen
- ☐ Spezifische Methoden zur Stabilisierung angewendet
- ☐ Informationen über weiterführende medikamentöse Behandlung zur Stabilisierung zusammengetragen

Praktische Hilfe angeboten

- ☐ Geholfen, die aktuellen Bedürfnisse zu identifizieren
- ☐ Geholfen, die Bedürfnisse aktiv anzugehen
- ☐ Geholfen, einen Handlungsplan zu entwickeln

Soziale Unterstützung aufgebaut

- ☐ Zugang zu wichtigen unterstützenden Personen hergestellt
- ☐ Geholfen, soziale Unterstützung in Anspruch zu nehmen bzw. zu geben
- ☐ Unterstützendes Verhalten modellhaft gezeigt
- ☐ Betroffene in Aktivitäten eingebunden

Angemessene Bewältigung gefördert

- ☐ Informationen über Belastungsreaktionen gegeben
- ☐ Informationen über Bewältigungsfertigkeiten gegeben
- ☐ Einfache Entspannungstechniken vermittelt
- ☐ Bei der Bewältigung familiärer Anliegen geholfen
- ☐ Unterstützung bei entwicklungsbezogenen Sorgen
- ☐ Negative Gefühle angesprochen (z. B. Scham, Schuld)
- ☐ Suchtprobleme angesprochen

Verbindung zu weiteren psychosozialen Angeboten hergestellt

☐ Verbindung zu weiteren Institutionen hergestellt, und zwar:

___

☐ Kontinuität der Hilfe gewährleistet, und zwar:

___

☐ Informationsmaterial ausgegeben, und zwar:

___

Weitere Informationen und Bemerkungen

Menschen mit: ☐ Migrationshintergrund ☐ mit geistiger Behinderung

☐ mit psychischen Störungen

___

___

___

___

Datum: ___ Unterschrift: ___

Fragebogen zur posttraumatischen Anpassung[1]

Die Fragen in diesem Fragebogen beziehen sich auf Dinge, die vor, während oder nach dem traumatischen Ereignis geschehen sind. Bitte markieren Sie die Antwort, die am besten beschreibt, wie sehr Sie mit der jeweiligen Aussage übereinstimmen.

Items	Stimme überhaupt nicht zu	Stimme etwas zu	Stimme moderat zu	Stimme größtenteils zu	Stimme voll zu
1. In der Vergangenheit habe ich professionelle Hilfe in Anspruch genommen, um meine emotionalen Probleme zu überwinden.	0	1	2	3	4
2. In der Vergangenheit haben frühere traumatische Ereignisse mein Leben negativ beeinflusst (z. B. Überfälle, sexueller Missbrauch, Kriegserlebnisse, Naturkatastrophen, Beiwohnen traumatischer Ereignisse).	0	1	2	3	4
3. In der Vergangenheit war ich in der Lage, mit meinen Familienangehörigen und Freunden über meine Gedanken und Gefühle zu sprechen.	4	3	2	1	0
4. In der Vergangenheit war ich mit der Unterstützung, die ich von meinen Freunden und meiner Familie bekommen habe, zufrieden.	4	3	2	1	0
5. Während des Traumas fühlte ich Schrecken, Entsetzen oder Hilflosigkeit.	0	1	2	3	4
6. Während des Traumas glaubte ich, dass ich sterben müsse.	0	1	2	3	4
7. Seit dem traumatischen Ereignis fühle ich mich gereizt oder wütend.	0	1	2	3	4
8. Seit dem traumatischen Ereignis habe ich Schwierigkeiten, mich auf Dinge, die ich tue oder die um mich herum geschehen, zu konzentrieren.	0	1	2	3	4
9. Ich bin zuversichtlich, dass ich mit möglichen finanziellen Belastungen, die mit meiner Verletzung zusammenhängen, umgehen kann.	4	3	2	1	0
10. Ich kann akzeptieren, was mir zugestoßen ist.	4	3	2	1	0

1 Deutsche Version des Posttraumatic Adjustment Screen (PAS; O'Donnell et al., 2008), deutsche Übersetzung und Modifizierung von Ritter und Kröger (2011). Abdruck erfolgt mit freundlicher Genehmigung der Autoren.

Trauma-Screening-Fragebogen (TSF)[2]

Prüfen Sie Ihre *derzeitigen* eigenen Reaktionen auf das belastende Ereignis.

Bitte lesen Sie sich die folgenden Reaktionen durch, die manchmal nach einem traumatischen Ereignis auftreten. Dieser Fragebogen befasst sich mit Ihren persönlichen Reaktionen auf das traumatische Ereignis, das vor ein paar Wochen passiert ist. Bitte geben Sie an, ob Sie die folgenden Reaktionen erfahren haben oder nicht. Die Reaktionen müssen **mindestens zweimal in der letzten Woche aufgetreten sein**:

Reaktionen	**Ja,** mindestens zweimal pro Woche	**Nein**
1. Aufwühlende Gedanken oder Erinnerungen an das Ereignis, die gegen Ihren Willen aufgetaucht sind.	☐	☐
2. Aufwühlende Träume über das Ereignis.	☐	☐
3. Handlungen oder Gefühle, als ob das Ereignis gerade nochmals stattfinden würde.	☐	☐
4. Gefühle, die durch Erinnerungen an das Ereignis aufgebracht wurden.	☐	☐
5. Körperliche Reaktionen (wie z. B. schneller Herzschlag, Gefühl, dass sich der Magen umdreht, Schwitzen, Schwindelgefühl), wenn an das Ereignis erinnert wurde.	☐	☐
6. Schwierigkeiten beim Einschlafen oder Durchschlafen.	☐	☐
7. Gereiztheit oder Wutausbrüche.	☐	☐
8. Schwierigkeiten, sich zu konzentrieren.	☐	☐
9. Erhöhte Achtsamkeit für potenzielle Gefahren für sich selbst oder andere.	☐	☐
10. Schreckhaft sein, wenn etwas Unerwartetes passiert.	☐	☐

2 Deutsche Version des Trauma Screening Questionnaire (TSQ; Brewin et al., 2002), deutsche Übersetzung von Hofmann, Seidler, Micka und Hueg (2002). Abdruck erfolgt mit freundlicher Genehmigung der Autoren.

PHQ-2 – Gesundheitsfragebogen für Patienten (Kurzform mit 2 Items)[3]				
Wie oft fühlten Sie sich im Verlauf der letzten 2 Wochen durch die folgenden Beschwerden beeinträchtigt?	**Überhaupt nicht**	**An einzelnen Tagen**	**An mehr als der Hälfte der Tage**	**Beinahe jeden Tag**
Wenig Interesse oder Freude an Ihren Tätigkeiten	☐ 0	☐ 1	☐ 2	☐ 3
Niedergeschlagenheit, Schwermut oder Hoffnungslosigkeit	☐ 0	☐ 1	☐ 2	☐ 3

Wenn eines oder mehrere dieser Probleme bei Ihnen vorliegen, geben Sie bitte an, wie sehr diese Probleme es Ihnen erschwert haben, Ihre Arbeit zu erledigen, Ihren Haushalt zu regeln oder mit anderen Menschen zurechtzukommen:

☐ **Überhaupt nicht erschwert**

☐ **Etwas erschwert**

☐ **Relativ stark erschwert**

☐ **Sehr stark erschwert**

3 Auszug aus dem Brief Patient Health Questionnaire (Brief PHQ) von Spitzer, Kroenke und Williams (1999), deutsche Fassung von Löwe, Zipfel und Herzog (vgl. Löwe, Kroenke & Gräfe, 2005; Kroenke, Spitzer & Williams, 2003).

Hinweise zur Auswertung der Fragebögen

Fragebogen zur posttraumatischen Anpassung

Addieren Sie alle Items, um den Gesamtwert für die PTBS-Skala des Fragebogens zu berechnen. Bei einem Gesamtwert von mindestens 16 oder mehr ergaben sich eine Sensitivität von mindestens 80 % und eine Spezifität von 84 % (O'Donnell et al., 2008).

Addieren Sie die Items 1, 2, 4, 7, und 8, um den Wert für die Depressions-Skala zu berechnen. Bei einem Wert von mindestens 4 oder mehr ergaben sich eine Sensitivität von mindestens 70 % und eine Spezifität von 75 %.

Trauma-Screening-Fragebogen (TSF)

Addieren Sie alle Items, die bejaht worden sind. Bei einem Summenwert von mindestens 6 oder mehr bejahten Items ergab sich wiederholt die beste diagnostische Effizienz für die Posttraumatische Belastungsstörung. Zu beachten ist, dass die Spezifität erst mit einem längeren zeitlichen Abstand zum traumatischen Ereignis als ausreichend bewertet werden muss (Brewin et al., 2010b). Wird der Schwellenwert von 6 nur knapp unterschritten oder liegen andere Probleme vor, die eine Differentialdiagnostik erschweren (z. B. Trauerreaktion, schwere depressive Symptomatik, Hirnverletzung), wird empfohlen, die Person zu einem späteren Termin noch einmal zu untersuchen.

PHQ-2 – Gesundheitsfragebogen für Patienten (Kurzform mit 2 Items)

Addieren Sie den Wert der zwei Items. Bei einem Summenwert von mindestens 3 ergab sich die beste diagnostische Effizienz für eine Major Depression bzw. depressive Störungen.